（痛み）（疲れ）（しびれ）解消

足の小指を動かせば一生歩ける

日本足づかみ協会
柔道整復師
倉幹男

池田書店

はじめに

人生を変える、小さな指の力

「先生のおかげで、救われました。本当に、本当にありがとうございます」

10年近く前、私が治療をした当時70代の女性は、私の手をぎゅっとにぎって、何度もお礼の言葉を言ってくれました。

その2か月ほど前に私の治療院を訪れたとき、女性は両足の指がしびれて歩行が困難になっていました。病院で神経や血液を調べても原因がわからず、「このしびれをどうにかして治したい」と切実な思いで相談にいらっしゃったんです。

最初にみたとき、女性の足は全体的にむくんで、足の指でグーやパーをしてもらってもほとんど動きませんでした。そこで、治療院での施術のほかにも家で足の指のトレーニングに取り組んでもらったところ、足指をグーパーできるようになるにつれ、しびれがなくなり、歩行も楽にできるようになりました。

歩けるようになって、この女性が一番喜んだことはなんだと思いますか？

答えは、**「いつでも近所のスーパーに行けること」**です。女性は、歩くのが困難になってきて、「今後、歩けなくなるのではないか」ととても不安に感じていたのです。

いつでも行きたいところに行ける。そんな「当たり前」の日常が送れるのは、じつは当たり前のことではないのだと、この女性に会って改めて実感しました。

痛みやしびれをなくしたい

何歳になっても自力で歩いて、人生を楽しみたい

寝たきりになって家族に迷惑をかけたくない

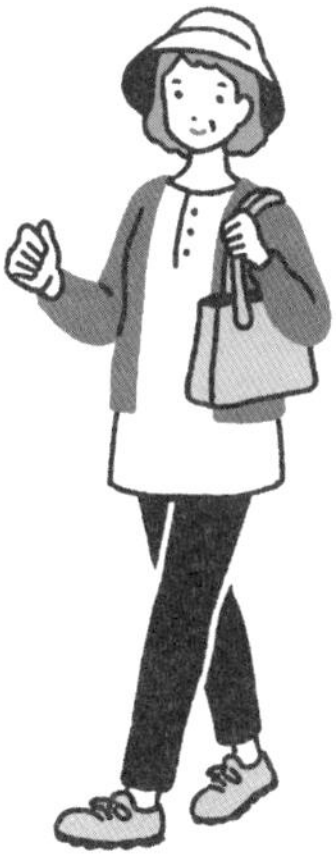

この本を手にとってくださったみなさんは、きっとそんな思いを抱いているのではないでしょうか。もしくは、大切な家族が体に不調を抱えていて、それを解決するヒントを知りたくてこの本を読んでくださっているのかもしれませんね。

歩くということは、人生を前進させることです。痛みやしびれがあったら毎日を楽しめないし、歩けないと気持ちだって前向きにはなれません。

ここで私自身のお話をさせてください。私は小学2年生から大学までサッカーを続けるほどサッカーが大好きな少年でした。けれど、つねにねんざや股関節痛に悩まされ、日常的に接骨院や整形外科に通っていました。

痛みで試合に出られず「なぜ自分ばかりケガをするんだろう……」と悔しい思いをしましたが、治療してくれる先生に聞いても、教えてもらえるのはテーピングの巻き方ばかり。結局、テーピングはうまくなったものの、ケガをくり返していました。

その後もねんざや股関節痛に加え、腰痛も抱えながら中高、大学とサッカーを続けたところ、まともに歩けないほど足のしびれが強くなり、19歳で椎間板ヘルニアの手術を受けました。今ならわかりますが、これは外反母趾《がいはんぼし》や外反扁平足《がいはんへんぺいそく》を放置して、足にあわないかたいスパイクで足指を固定したまま、間違ったトレーニングを続けたことが大きく影響していたのです。

約1年後に復帰したものの経過は悪く、整形外科の先生には「もうサッカーはあきらめて」と言われ、つらい思いをしました。そんなとき、ある接骨院の先生に出会い、リハビリをしてサッカーの練習に完全復帰できるようになったのです。

大学卒業までに1000回近く治療を受け、**体の痛みや不調は、受動的に治療してもらうだけでは治らない**と痛感しました。

その経験から、自分のように痛みやしびれに苦しむ人を助けたいという思いで治療家になり、これまでのべ23万人もの患者さんの体をみてきました。

みなさんに質問です。一生自分の足で歩いて元気に生きていくには足腰が大事ですよね。では、**足腰を鍛えるためには体のどこに気をつければいいと思いますか？**

骨盤、股関節やひざ関節、おしりや太ももの筋肉などが思いつくかもしれません。

どれも元気に歩き続けるために、整えておきたい部位です。

でも、じつは、もっと大事なものがあります。何か忘れていませんか？　ずーっと下のほう、地面に近いところです。

そう、足です。**足の指が大事です。なかでも小指が重要な役割を持っています。**

あなたの足の小指、
しっかり動いていますか？
小指をギュッとにぎれますか？
足をパーの形に開いたとき、

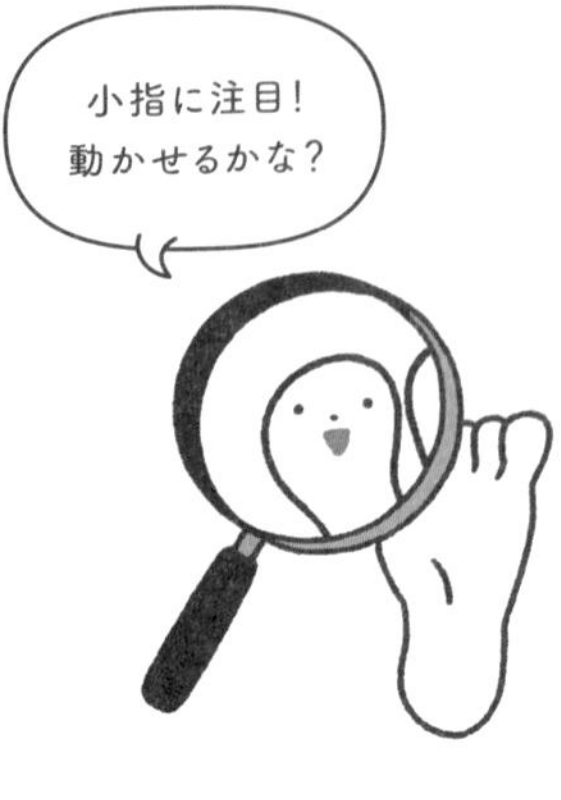

小指と親指はしっかり開いていますか？

「えっ、足の小指をにぎるってどういうこと？」

「足の小指が開くかなんて、気にしたことない」

そういう人は多いです。足指を見るのは足を洗うときとつめを切るときくらい、ましてや小指なんて、ぶつけたときくらいしか気にしたことがないという人が……。

だから、私は声を大にして言いたいんです。

足の小指のことを忘れず、毎日、動かしましょう！

小さくて頼りなさそうな足の小指ですが、じつは全身を整える大きな力があります。

あなたがその存在を忘れていても、小指は毎日、立つとき、歩くとき、あなたのことを支えているのです。

私はこれまで多くの方の体をみてきて、**整体の施術によって腰痛やひざ痛などの痛みがとれても、再び全身のバランスをくずし、すぐに同じ症状がぶり返す人が多い**のはなぜかを考えました。その結果、**地面と接する足指の力が弱く器用に動かないせいで、正しい姿勢を保てず、体がゆがんでしまう人が多い**ことがわかったのです。

それに気づいてからは「足の指」に注目して、約4万本の足の指と向きあい、足指を整えて鍛えるための体操「足づかみセラピー」を考案しました。

5本の指とかかと、足裏の全体でしっかりと立つ

手と同じように器用に動いて、強くにぎれる足指にする

足指が強くなり、姿勢がよくなって、健康と幸せもつかむことができる

これが、足づかみセラピーの目的です。

施術とあわせて患者さんに足づかみセラピーでセルフケアをしてもらうようにしてから、より不調が治りやすくなり、痛みやしびれがぶり返すことも減りました。今では私の治療院は「ほかでは治せないと言われた痛みが治る」と評判になり、毎日70名ほどの方々に来院していただいています。

日本中、世界中の人たちが足指の大切さを知って、100歳になってもいきいきと、人生を歩んでほしい。それが、私の願いです。

この本を読み終わる頃には、足の小指に対する考え方ががらりと変わり、あなたの今後の人生も大きく変わるかもしれません。

幹整体院・鍼灸院（みき接骨院）代表　倉 幹男

第1章

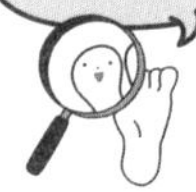

足の小指を動かして一生歩ける体に！

第2章

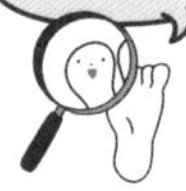

足指を整えて鍛える！ 足づかみセラピー

第3章

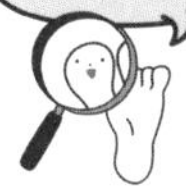

小さな足の小指の大きな力

第4章

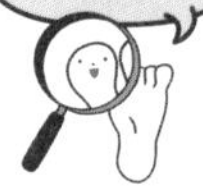

あなたの足は大丈夫？ 元気に歩ける足の条件

第5章

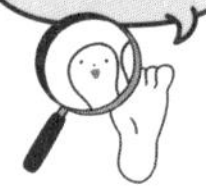

足の小指を鍛える毎日の習慣

第6章

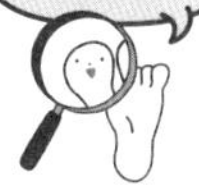

その不調、足に原因があります

イラスト……平澤 南
モデル……相沢奈緒（スプラッシュ）
撮影……北原千恵美
スタイリング……露木 藍
ヘアメイク……鎌田真理子
本文デザイン・DTP…江﨑輝海（ソウルデザイン）
取材協力……西田和代（プロイデア オフィス）
校正……聚珍社
編集協力……高垣 育　深谷美智子（le pont）

第1章

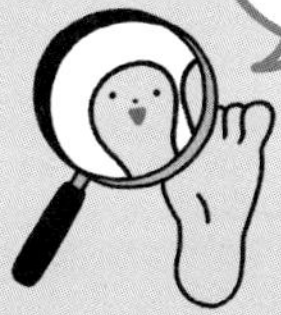

足の小指を動かして一生歩ける体に！

一生自力で歩ける人は足の小指が動く！

何歳になっても自力で歩ける人の足の小指の条件とは？

❶ 小指が開く！

❷ 小指が器用に動く！

❸ 小指に力を入れてにぎれる！

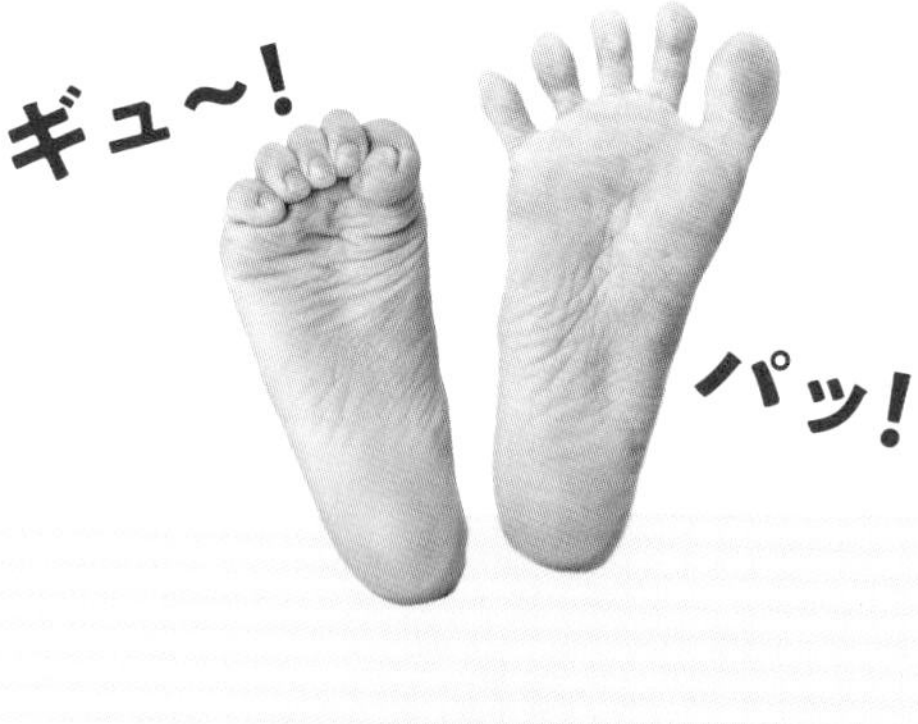

いくつになっても自分の足で歩ける人には、共通点があります。それは、足の小指が「開く」「動く」、そして「強くにぎれる」こと。

足の小指が動かせると、足元が安定してふらつかないだけでなく、全身を上手に動かせるため、転ばずにスタスタと歩くことができるのです。

足の小指が使えている人の特徴

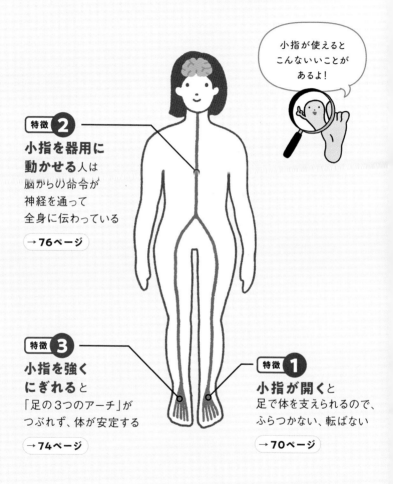

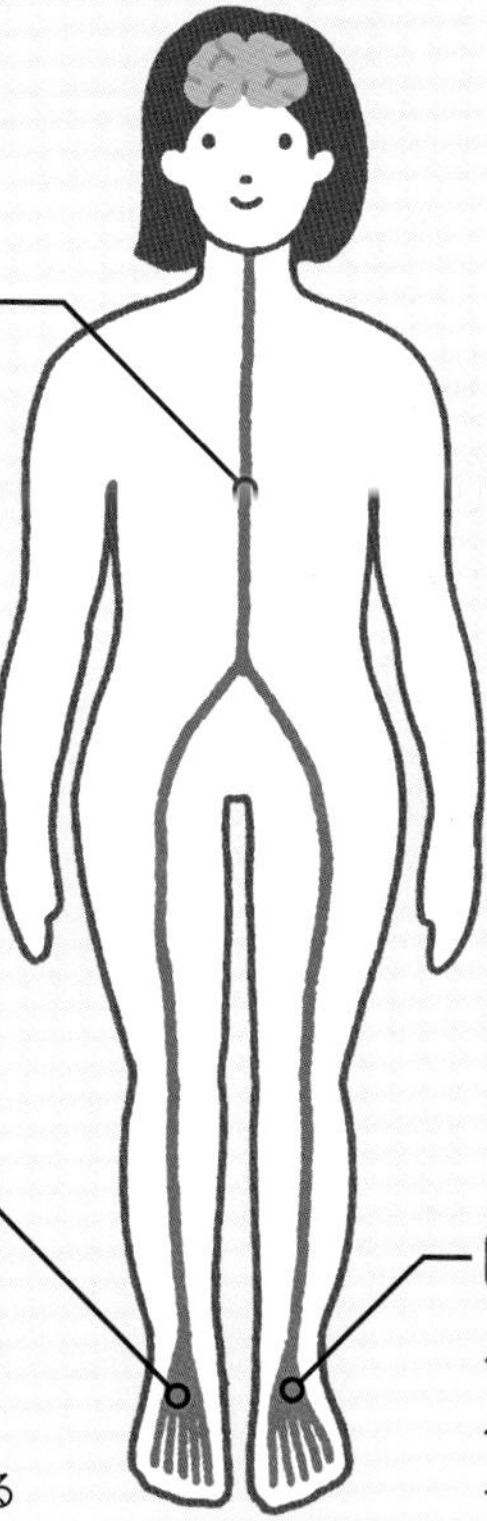

特徴 2

小指を器用に動かせる人は
脳からの命令が
神経を通って
全身に伝わっている

→ 76ページ

特徴 3

小指を強くにぎれると
「足の3つのアーチ」が
つぶれず、体が安定する

→ 74ページ

特徴 1

小指が開くと
足で体を支えられるので、
ふらつかない、転ばない

→ 70ページ

体の中で一番小さくて脳からもっとも遠い足の小指を動かせる人は、全身を上手に使えている。

足の小指が動くと全身の不調が改善する

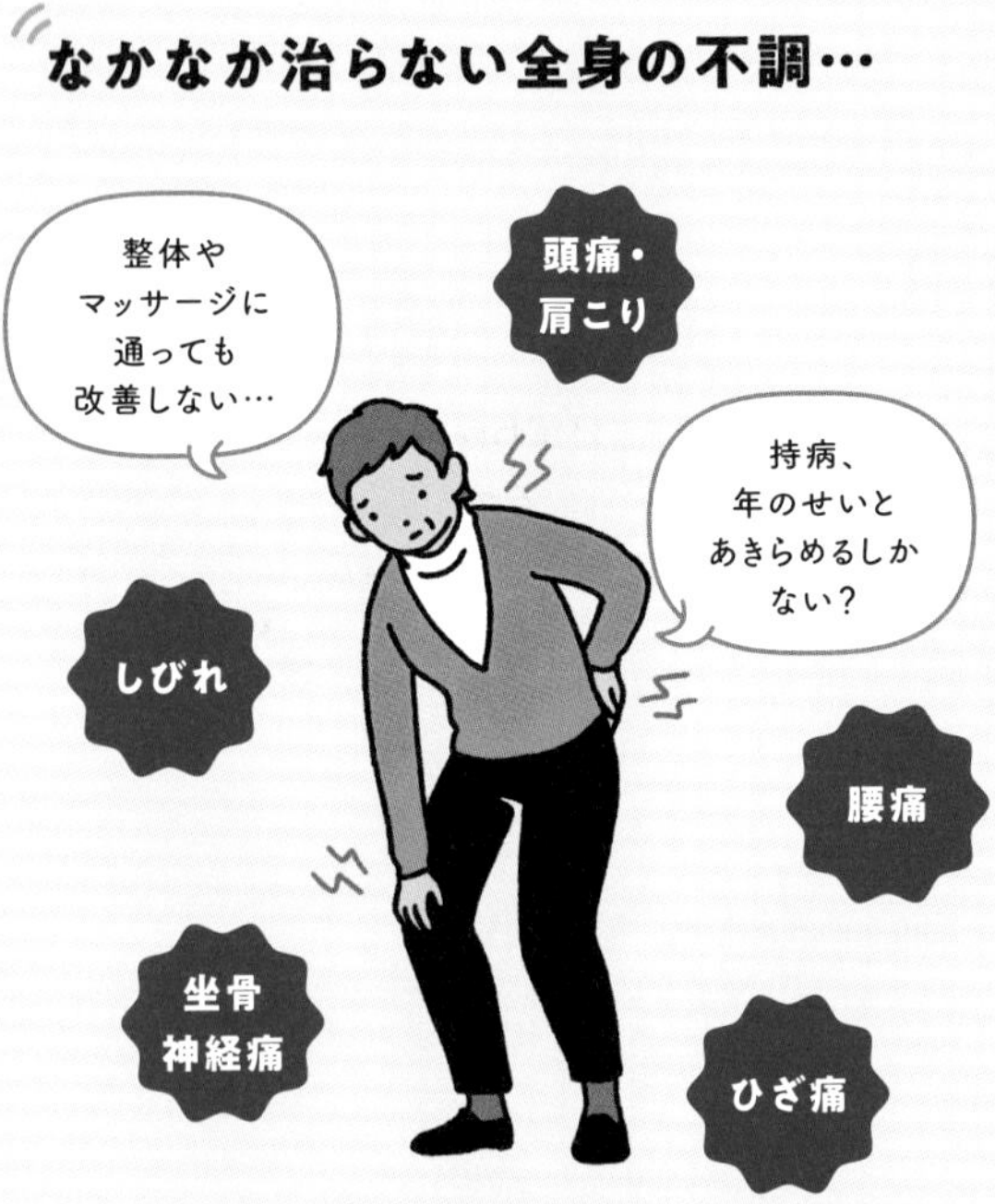
なかなか治らない全身の不調…
整体やマッサージに通っても改善しない…
頭痛・肩こり
持病、年のせいとあきらめるしかない？
しびれ
腰痛
坐骨神経痛
ひざ痛

腰痛やひざ痛などの不調がなかなか治らない人は、足指にトラブルを抱えている傾向があります。そのような方々に「足づかみセラピー」で足指を動かす訓練をしてもらうと多くの人の症状が改善します。

慢性の痛みやしびれに悩んでいる人は「持病」とあきらめずに足指を鍛えましょう！

原因は足が使えていないこと!

足の指が曲がる、指先が浮く、足の形がくずれるといったことが原因で、ひざや腰、背骨にもゆがみが生じ、全身の不調につながります。→83ページ

足裏のどこに圧力がかかっているかがわかる「フットプリント」でチェックすると、足指が使えているかがよくわかる。

足指が曲がっている

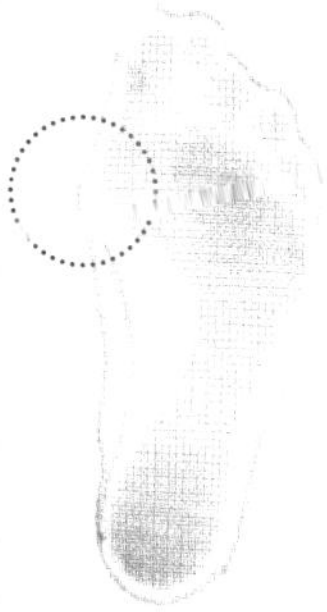

外反母趾《がいはんぼし》などでひざ痛が出やすい。

指先が浮いている

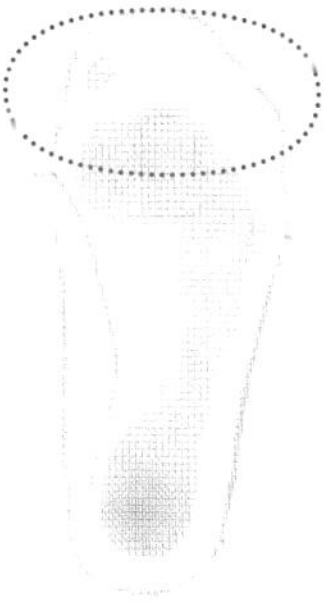

指が地面につかず肩こりや腰痛に。

足の形がくずれている

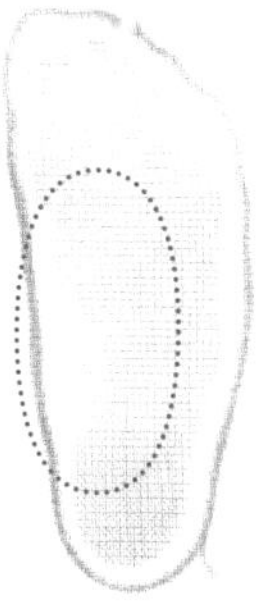

地面の衝撃がひざや腰の負担に。

足づかみセラピーで足指を整えて改善!

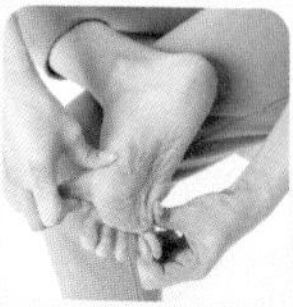

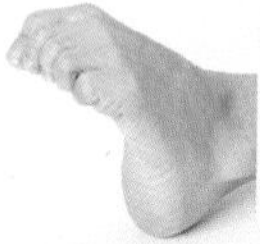

足づかみセラピーで本来の足指の形と動きを取り戻すと腰痛、坐骨神経痛《ざこつしんけいつう》、ひざ痛、肩こり、冷え症などが改善できます。

実践した人はどう変わった?

ひざの痛みがなくなり長時間歩いても疲れづらくなった！

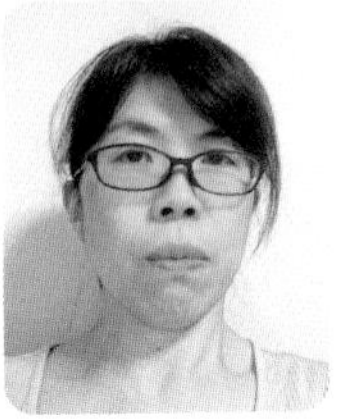

矢澤小夜子さん
50代・販売員

実践したこと

- ◎ グー、パー →56～57ページ
- ◎ 足裏のアーチをつくる →52～54ページ
- ◎ 足指ほぐし →51ページ
- ◎ 手と足でにぎりあう →120ページ

主な症状

- ひざの痛み
- 外反母趾

バレーを始めて左ひざの痛みが出たのをきっかけに通院しました。はじめはグーパーがうまくできませんでしたが、キッチンで皿洗いをしながら、足指を床と自分の体重を使ってグーの形に曲げたり、お風呂の中で足指を回したりするのを続けていたら、できるようになりました。すると、ひざの痛みが徐々にやわらぎ、長時間歩いても疲れづらくなり、1～2年経つ頃にはタコも改善するなど、うれしい体の変化がありました。

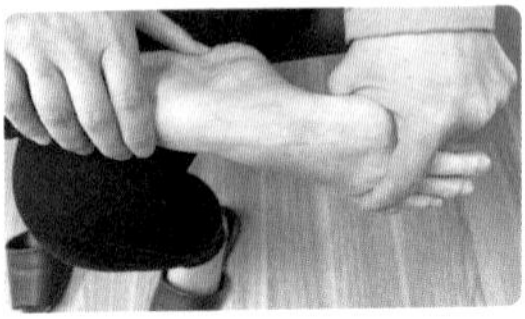

足指を曲げのばしするストレッチも習慣にしている。

たった2回の通院で鎮痛剤を飲むほどの痛みが改善！

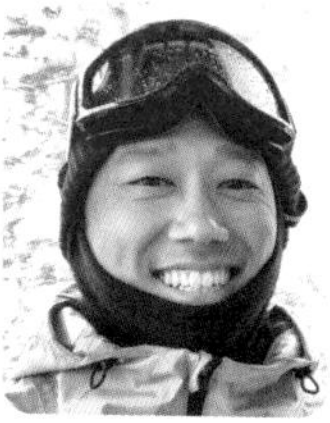

佐野史晃さん
30代・会社員

実践したこと

◎ グー、パー、チョキ
→ 56～58ページ

◎ 足裏のアーチをつくる
→ 52～54ページ

主な症状
・坐骨神経痛
・しびれ
・巻きづめ

ふくらはぎからおしりにかけてのしびれと痛みがひどく、歩くのも座るのもつらくて鎮痛剤が手放せない状態でした。わらにもすがる思いで遠方から倉先生の治療院に行き、足づかみセラピーを教えてもらいました。治したい一心で暇を見つけてはグー、パー、チョキをくり返し、アドバイス通り靴も足にあったものに替えました。おかげで2回しか通院していないのに2～3か月で痛みが改善。今は大好きなスノーボードを楽しんでいます。

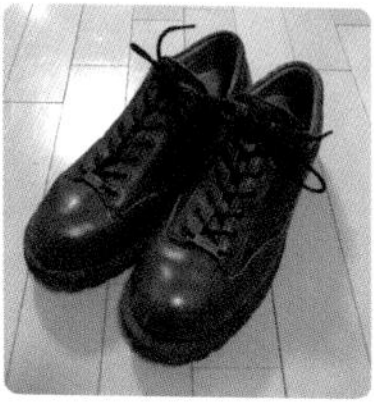

足を固定できるひも靴を選ぶようになった。

腰痛が改善し治療のもちがよくなった！

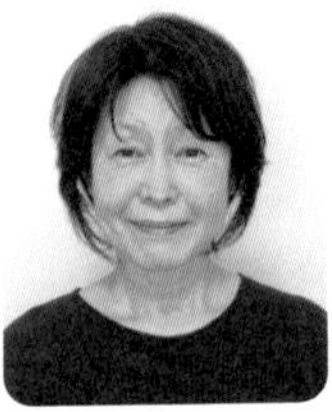

松田雅子さん
60代・主婦

実践したこと

◎ グー →56ページ
◎ 足裏のアーチをつくる →52~54ページ
◎ 足指ほぐし →51ページ
◎ 室内で足半をはいて歩く →127ページ

主な症状

・坐骨神経痛
・腰痛
・外反母趾
・扁平足

倉先生の足づかみセラピーを知って、中学生の頃から持病の腰痛は、足がきちんと動かないことが原因なのではないかと気づき、先生の治療院を受診しました。そんななか、外反母趾と足にあわない靴をはいていたことが原因で、つまずいて骨折。ひざが思うように動かせない状態でしたが、できる範囲でトレーニングを続け、今では不自由なく歩くことができます。ほかの治療院ではすぐぶり返していた腰痛もすっかり改善しました。

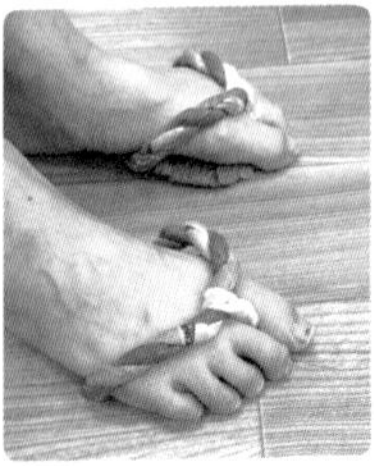

家の中では足半をはいて足指を鍛えている。

1年以上続いたひざの痛みが手術をしなくても改善!

C・Sさん
50代・主婦

実践したこと

- ◎ グー、パー →56~57ページ
- ◎ 足裏のアーチをつくる →52~54ページ
- ◎ 足指ほぐし →51ページ
- ◎ 足首回し →110ページ

スーパーでの買い物は15分が限度というくらい、ひざやおしりの痛みがひどい状態でした。整形外科にも通い手術を勧められましたが、手術という選択はせずに倉先生の治療院での施術と、湯船につかっているときに足指のトレーニングを続けました。すると、2〜3か月経った頃から、階段の上り下りが楽になり、痛みは少しあるものの、犬の散歩に20分程度行けるくらい症状が改善しました。現在はほとんど痛みがありません。

主な症状

- ひざの痛み
- 坐骨神経痛
- 外反母趾
- 扁平足

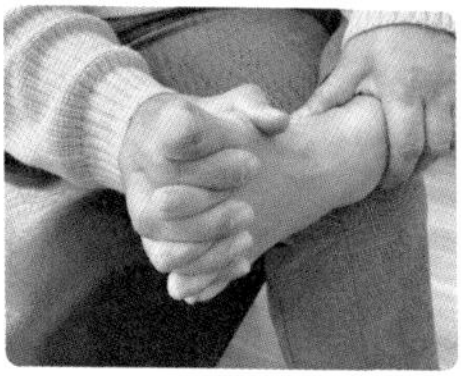

手で足の指を開きながら足首を回す体操も行っている。

痛みがなくなり、左右の力の差も改善!

T・T さん
50代・会社員

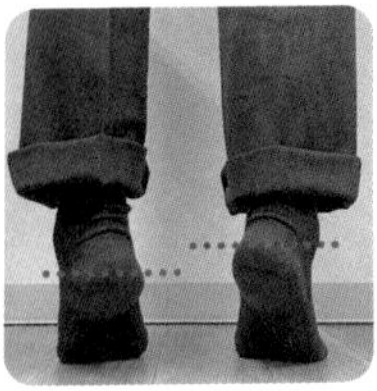

つま先立ちをすると、右より左のほうがかかとが上がらなかったが、次第に改善した。

数年前にヘルニアの診断を受けた頃から坐骨神経痛が強く、左のふくらはぎから足首がしびれて力が入らない感じがありました。治療院を訪れた頃は左右の足の力の入り具合は2:8くらいでした。

その後、施術を受けながら、自宅では**足指にグーを教えるストレッチ（→P52～53）、グー、パー（→P56～57）、つま先立ち（→P62）**を続けたところ、左右の力の入り具合が4:6まで改善しました。

ぎっくり腰が減り、歩くのが楽になった

K・N さん
60代・美容師

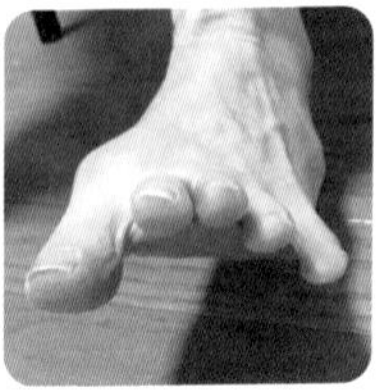

足指がほとんど動かなかったが、今では小指と親指をしっかり開けるようになった。

20代の頃にぎっくり腰になって以来、腰痛とつきあってきました。治療院に通い始めた当初は片足立ちができないくらい足腰が弱っていました。

施術を受けながら、**足指のグー、パー、チョキ（→P56～58）、足指ほぐし（→P51）**などのトレーニングを始めたところ、通院2回目くらいで痛みがやわらぎ、体がよく動くのを実感。現在は「またぎっくり腰になるかもしれないから、動かすのが怖い」という不安もありません。

あなたは大丈夫？

足指元気度チェック

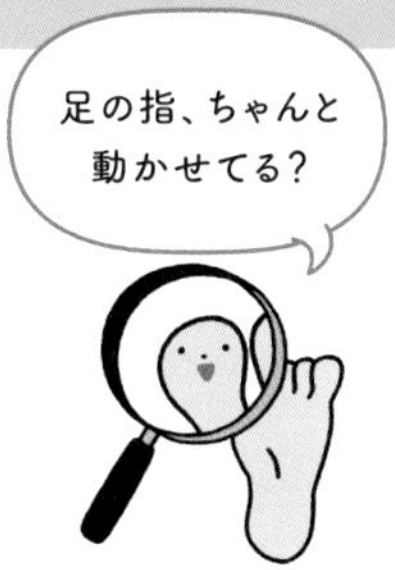

みなさんは足の指をどのくらい動かせますか？　じつは、思ったより動かせていない人が多いのです。ここではまず、足指がしっかりと動くかをチェックしましょう！

元気度チェックのポイント

◎ 椅子か床に座ってリラックスしてチェックする。

◎ 靴下などは脱いではだしになる。

◎ かかと立ちとつま先立ちは、全身が映る鏡を見ながら行うか、家族などに見てもらう。

◎ ふらつくときには椅子の背もたれなどにつかまる。

◎ 外反母趾などで足指、かかと、足首などに痛みがあるときは行わない。

check 1　**足の指でグー**
check 2　**足の指でパー**
check 3　**足の指でチョキ**
check 4　**かかと立ち**
check 5　**つま先立ち**
check 6　**足の状態チェック**

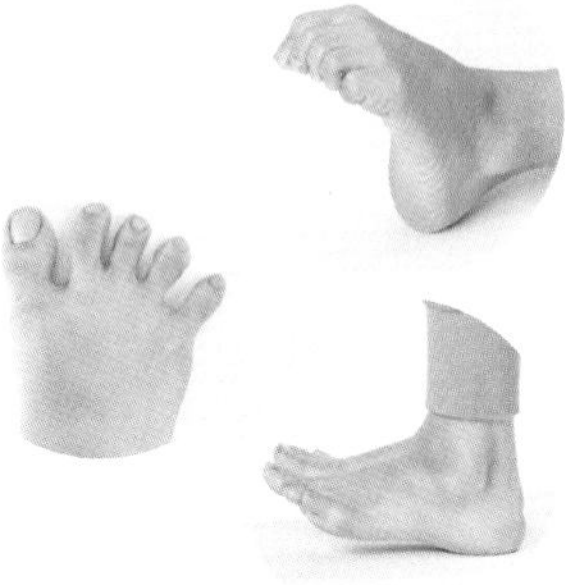

つぎのページからチェック!

check 1

足の指で「グー」ができますか？

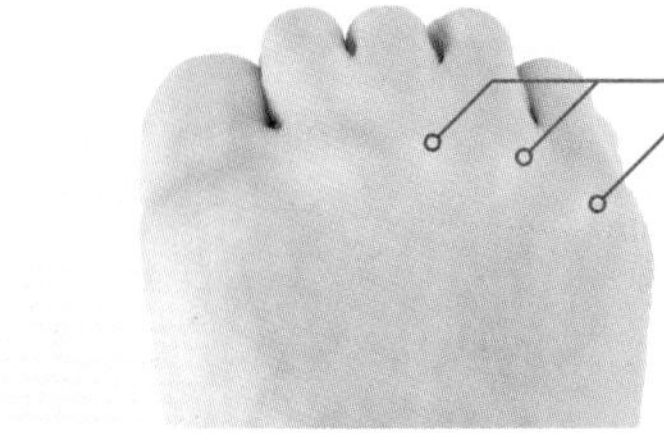

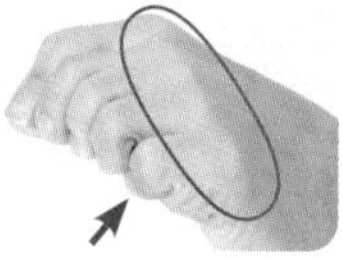

ポイント

指のつけ根の骨が出るくらいしっかりにぎる

足指をしっかりと地面につけるには「グー」の動きが重要。曲げた足の小指を手でのばそうとしてものばせないくらい力が入れられればOK！

NG

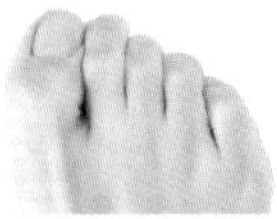

✖ 指が曲がっていない
✖ 指のつけ根の骨が出ていない
✖ 指と指が重なっている

check 2

足の指で「パー」ができますか？

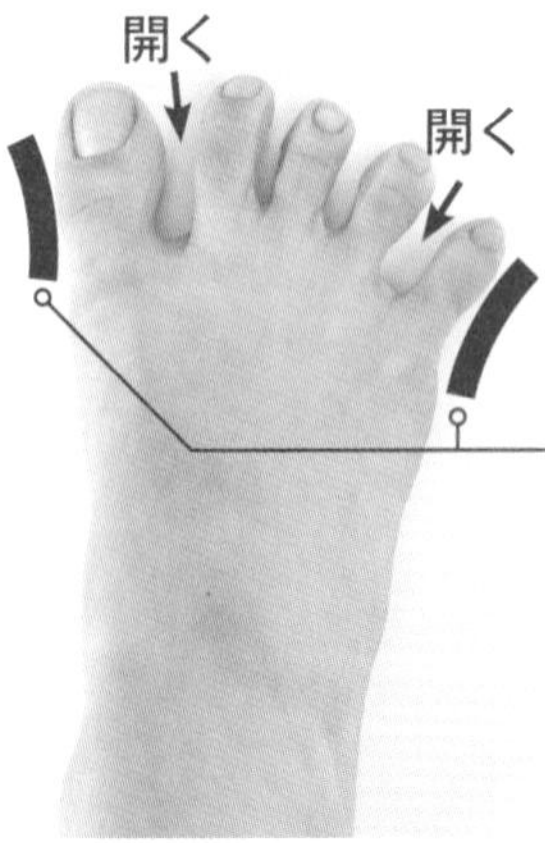

「パー」の動きができると、転倒が防げます。手をパッと開いたときと同じように、親指と小指が外側に開くことがポイント。

ポイント

親指と小指が外側に開いている

NG

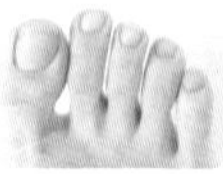

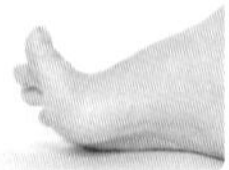

✖ 指が開かない
✖ 指が上に曲がる

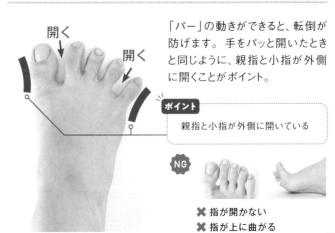

check 3

足の指で「チョキ」ができますか？

親指が上のチョキ

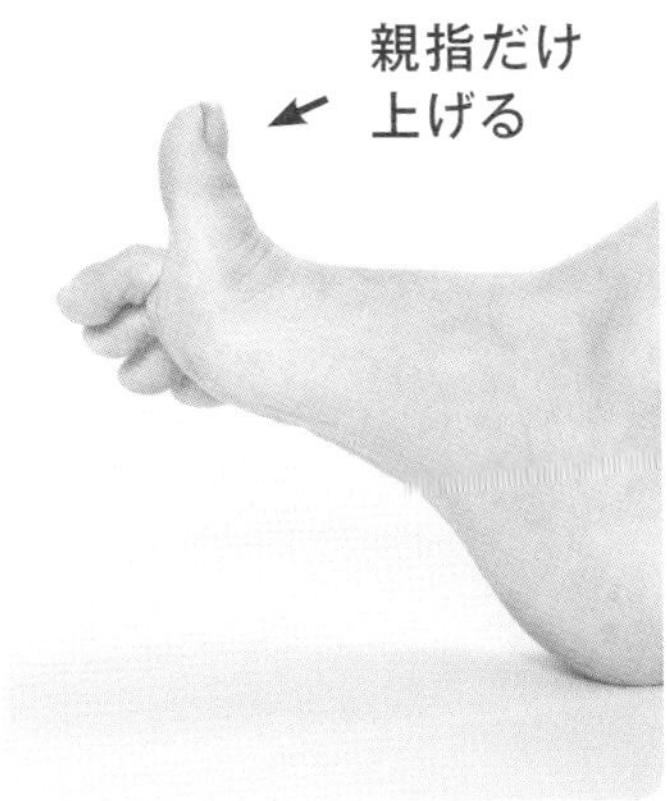

親指が下のチョキ

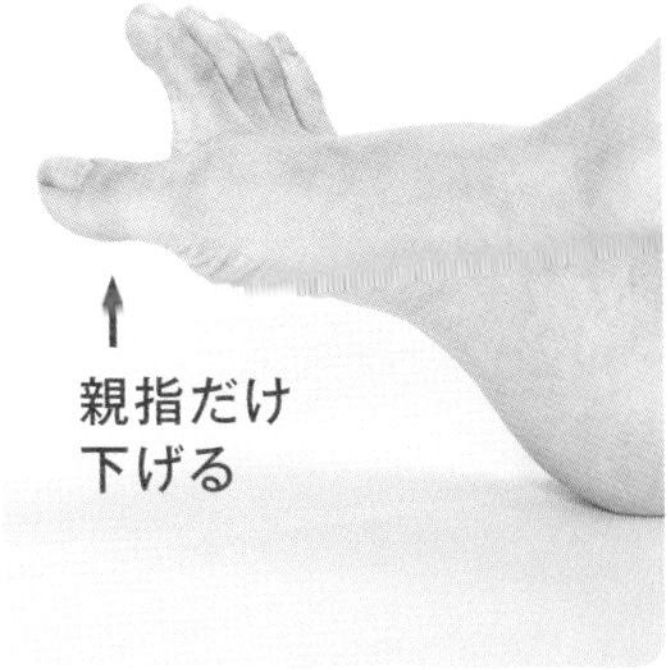

「チョキ」ができるのは、足の指の動きがよい証拠。親指とそれ以外の4本の指をしっかりと分けて動かせれば OK！

ポイント

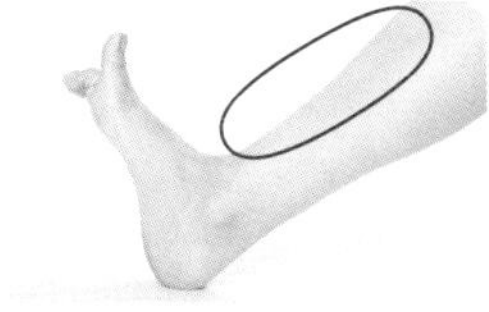

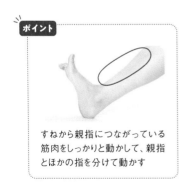

すねから親指につながっている筋肉をしっかりと動かして、親指とほかの指を分けて動かす

NG

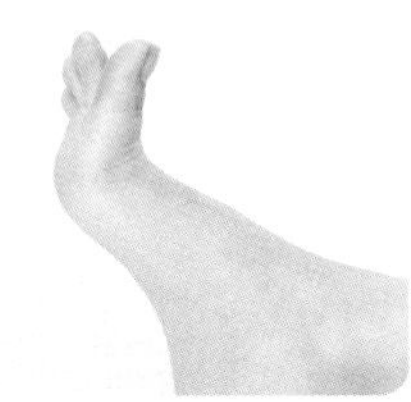

✖ 親指が上下に動かない
✖ ほかの指も親指と一緒に曲がってしまう

check 4

かかと立ちができますか？

かかとを地面につけた状態でつま先を高く上げ、10秒間キープ。難しければ、小さく足踏みをしてもOK。足先がしっかり上がると、つまずき防止になります。

10秒

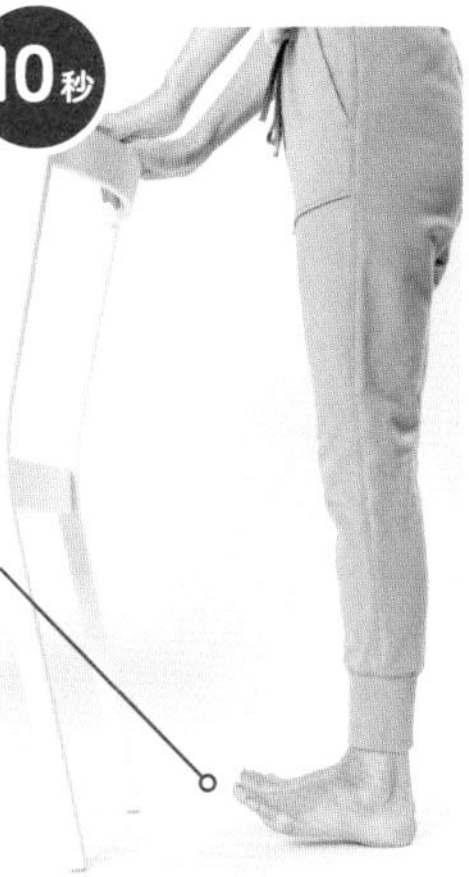

ポイント

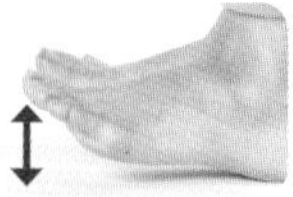

つま先が手のこぶし1つ分くらい上がっている

NG

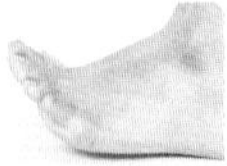

✖ 指先しか上がらない
✖ 小指が上がらない
✖ ふらつく
✖ 腰が引ける

check 5

つま先立ちができますか？

バレリーナのように足指からすねまでをまっすぐにして、10秒間立てますか？ ほんの少しでいいので、小指を外側に開いて立ちましょう。

10秒

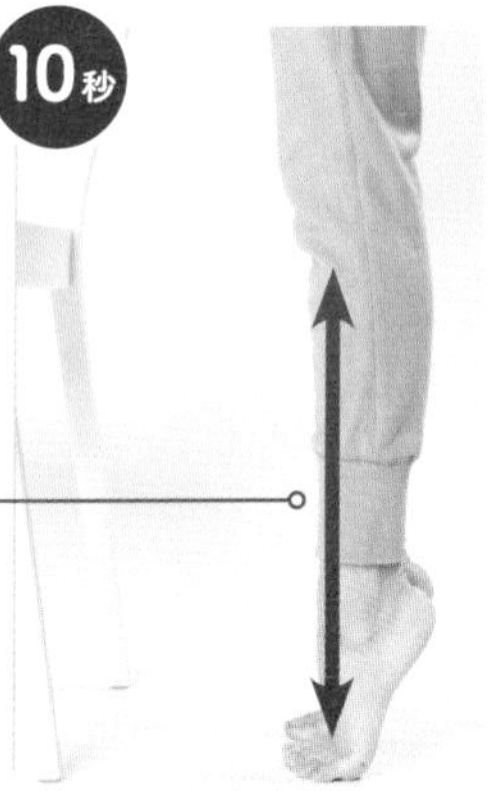

ポイント

足の指のつけ根からすねのラインがまっすぐのび、ふらつかない

NG

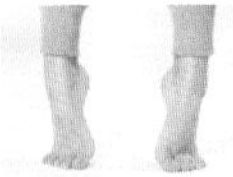

✖ かかとが上がらない
✖ ふらつく
✖ ガニ股・内股になる

check 6

足の状態チェック

つぎに、日常生活でのあなたの足指の状態をチェックしてみましょう。

こんなこと、気になっていませんか？

- □ 足が重たく、だるい
- □ 5分ほど立っているだけで疲れてしまう
- □ 靴底が一部だけ削れていたり、足裏にタコができたりしている
- □「ガニ股」「内股」など、歩き方について指摘されたことがある
- □ かかと立ちやつま先立ちが10秒間続けられない
- □ かかと立ちやつま先立ちは10秒間できるが、やったあとにとても疲れる
- □ 足が冷えている
- □ 足がむくんでいる、靴下を脱ぐとゴムのあとがついている
- □ 足の肌の色が悪い、つめの色が悪い、肌がガサガサしている
- □ よく足がつる
- □ つまずきやすい

あなたの足指の元気度は？

チェック結果

28～31ページのチェックを行い、下の□に当てはまるものが1つでもあれば、それがあなたの足指の元気度です。

- □ グーとパーができない
- □ 「足の状態チェック」で当てはまるものが5つ以上ある
- □ 外反母趾など足の変形がある（→167～172ページ）

レベル0

足指がしょんぼりさん…

足指の本来のはたらきが失われています。段差でつまずく可能性大。痛みやしびれもありそうです。毎日足指に触れましょう。

- □ グーとパーはできるがチョキ（親指上・下）のどちらかができない
- □ 「足の状態チェック」で当てはまるものが3つか4つある

レベル1

足指が凡人さんです

足指がおとろえて、腰痛や肩こり、疲れやすさを感じているかも。足づかみセラピー（→50～64ページ）をしましょう。

- □ グー、パー、チョキ（親指上・下）がすべてできる
- □ グーのとき、すべての指がしっかりとにぎれている
- □ パーのときに指が床から浮かない
- □ 「足の状態チェック」で当てはまるものが1つか2つある

レベル2

合格ラインの足指です

あなたの足指はまだ実力を秘めた状態です。足づかみセラピーで本来の力を発揮できるようサポートしましょう。

- □ 足の指を手の指とほぼ同じように使える
- □ 「足の状態チェック」で当てはまるものがない

レベル3

達人レベルの足指です！

この調子で足指育てを続けましょう。水分をたっぷりとって足先の循環をうながすことも忘れずに！

足の小指を動かして、要支援・要介護を防ぐ

「足指元気度チェック」の結果はいかがでしたか？

「グーパーチョキも、かかと立ちやつま先立ちも、すべて問題なくできた！」という方は、ふだんから足の指をこまめに動かしているのかもしれませんね。この調子でレベルアップを目指しましょう！

「グーもパーもできなかった」「足の小指なんてふだん意識していないし、ぜんぜん使えていない」という方は、どうか心配しないでください。じつは私の治療院を訪れる患者さんのおよそ9割の方々は、はじめはグーができません。指を曲げられる方でも、小指がしっかりとにぎれておらず、にぎった小指が手で簡単にのばせてしまいます。足の指、とくに小指は動かす機会がないので、ほうっておいたらうまく使えなく

なって当たり前なのです。

さて、本題の足指の話に入る前に、なぜ「足づかみセラピー」で足指を鍛えることが「一生自力で歩く」「いつまでも人生を楽しむ」ために必要なのか考えてみましょう。

まずみなさんに知っていただきたいのが、**足の指、とくに小指を鍛えれば、痛みやしびれ、疲れに悩むことが減る**ということ、さらに**何歳になっても自力で歩けて、転倒しにくい体、寝たきり知らずの体になる**ということです。

「痛み」や「転倒」と聞いてみなさんが思い浮かぶのは「介護」ではないでしょうか。

厚生労働省によると、要支援・要介護の認定者数は658万人にのぼり、65歳以上の方の18・3％を占めると報告されています（平成31年3月末時点）。介護保険の制度において、「要支援」とは家事などをするにあたって支援が必要な状態のこと、「要介護」とは寝たきりなどでつねに介護が必要な状態のことをいいます。

つまり**65歳以上になるとおよそ5人に1人が、人の手を借りなければ日常生活を送れず、完全に自立した生活を送るのが困難になる**ということです。

⋮5人に1人が要支援・要介護

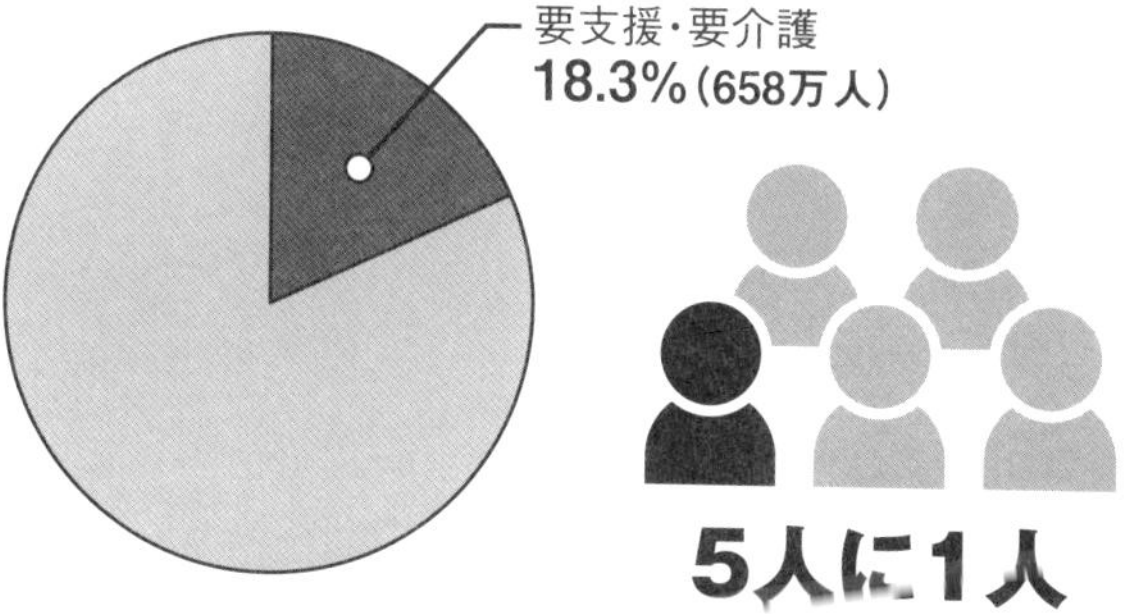

出典:厚生労働省

65歳以上の高齢者のうち18.3%が要支援1〜2もしくは要介護1〜5のいずれかに認定されている。

それは、友人とお茶に行ったり、子どもや孫と旅行に行ったり、自由に趣味を楽しむことが難しくなるということです。それどころか、近所のスーパーに買い物に行ったり、犬の散歩に行ったりすることすら難しくなるかもしれません。

そうならないためにも、私はみなさんに「縁の下の力持ち」である足指、とくに小指の大切さを伝えたいのです。

くわしくは第3章でご説明しますが、小指をはじめとした足指を鍛えれば、要支援や要介護になる状態を遠ざけることができるのです。

2025年、高齢者のみの世帯が4分の1を占めるようになる

国連のデータによると、「超高齢社会」といわれる日本では、2030年には3人に1人が65歳以上に、5人に1人が75歳以上になると予測されています。

さらに日本の厚生労働省は、この国連の予測よりも少し近い未来の2025年について、こんな推計を発表しています。第一次ベビーブーム世代、いわゆる団塊世代が75歳以上になる2025年には、**世帯主が65歳以上の世帯が全世帯の約37%**になるそうです。しかも、そのうち**高齢者のひとり暮らし世帯と高齢者夫婦のみの世帯を合計すると、全世帯の約26%を占める**というのです。

この予測がされた2025年に65歳以上になる方は、ご自身の未来を想像してみましょう。先ほど、すでに5人に1人が要支援・要介護になっているというお話をしま

2025年には4分の1の世帯が高齢者のみに

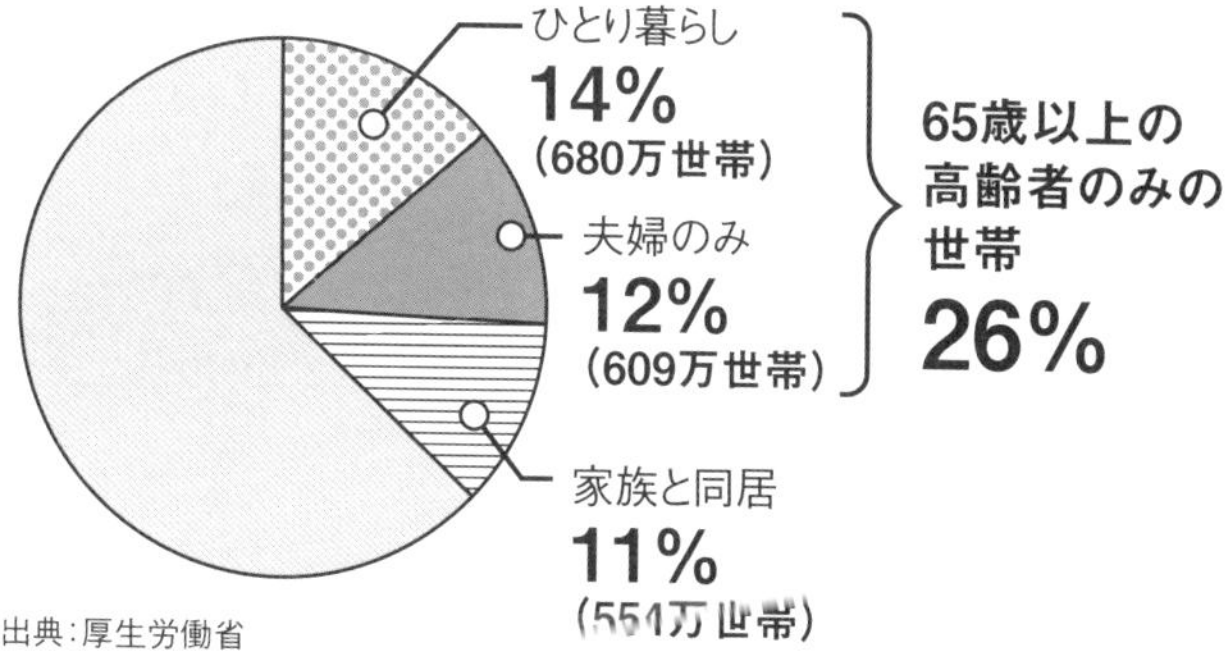
ひとり暮らし
14%
(680万世帯)
夫婦のみ
12%
(609万世帯)
家族と同居
11%
(554万世帯)
65歳以上の
高齢者のみの
世帯
26%

出典：厚生労働省

高齢者世帯が全体の約37%を占める。なかでもひとり暮らしや夫婦のみの世帯が多く、家族と同居する高齢者は少ない。

した。パートナーがいれば、自分に何かあっても面倒を見てもらえるかもしれませんが、「老々介護」でのパートナーの負担は相当なものです。おひとり様の場合は、たとえば自分が転んで寝たきりになったら、誰かの手助けがなくては暮らせなくなってしまいます。

「高齢になっても家族や人の世話にならずに生きたい」と望む人は多いと思いますが、高齢者のみの世帯が全世帯の4分の1を占める日本では、**「そもそも頼れる人が減っていく」**というのが、そう遠くない未来の現実なのです。

転倒・寝たきりの危険は「家の中」「平らなところ」にある

要支援・要介護も他人事ではなく、さらに遠くない未来には、日本の社会全体で高齢化が進むということがわかりました。

「住み慣れた地域の居心地のよい自宅で、趣味や仕事を充実させながらいつまでも過ごしたい」。そんなごく当たり前の願いをかなえるには、ケガをすることなく、体を思い通りに動かせることが大事なのだと改めて感じた方も多いと思います。

では、日々の生活の中でどういった点に気をつければいいのでしょうか。東京消防庁によると、**高齢者の日常生活での事故の8割が「転ぶ」事故で、しかもその半数以上が自宅で起きています。**

また、転倒は命に関わることでもあります。厚生労働省の「人口動態統計」で令和

「転ぶ」場所と原因

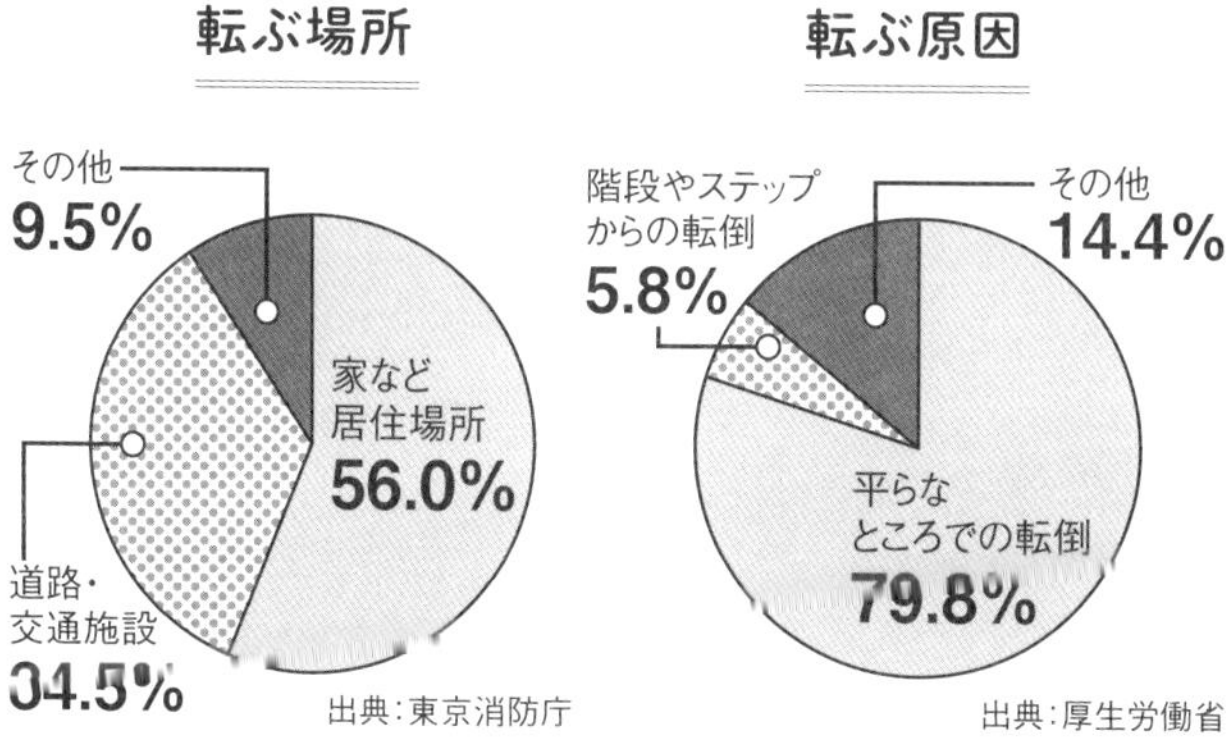
転ぶ場所
その他
9.5%
家など
居住場所
56.0%
道路・
交通施設
34.5%
出典：東京消防庁
転ぶ原因
階段やステップ
からの転倒
5.8%
その他
14.4%
平らな
ところでの転倒
79.8%
出典：厚生労働省

転ぶ事故の56%が家の中で起きており、「転倒・転落・墜落」で亡くなった人のうち8割は平らなところで転倒していた。

元年に亡くなった方の死因を見てみると、**「不慮の事故」で亡くなった約4万人のうち、4分の1にあたる約9600人が「転倒・転落・墜落」が原因でした。**これは「交通事故（約4300人）」よりも多いことになります。

しかも、階段のような大きな段差で転倒する人は少なく、**8割は平らな場所でつまずいたり滑ったりして転倒している**というのです。

転倒を防ぐためにも、**すり足で歩くのではなく、「かかと立ち」ができるくらい、足指を持ち上げる**ことが大切です。

歩くのが遅い人ほど早死にし、歩くのが速い人は22年も長生きする

ここまでご紹介してきたデータをご覧になって、一生自分の足で歩いて、要支援・要介護にならず、人生を楽しむには足指を鍛えることが大事そうだという実感が少しずつわいてきたかもしれません。

ここからは、転びにくい体づくりのほか、長生きするためにも丈夫な足指が欠かせないということをお話ししたいと思います。

イギリスのレスター大学で行われた研究によって、**歩くスピードが速い人は、歩くのが遅い人に比べて、平均寿命が最大で22年も長い**ということがわかりました。

この研究は、２００６年から２０１６年までの10年間に47万４９１９人を対象に行

われました。

分析の結果、**歩くスピードが速い女性の平均寿命が86・7～87・8歳だったのに対して歩くのが遅い女性の平均寿命は72・4歳、歩くスピードが速い男性の平均寿命が85・2～86・8歳だったのに対して歩くのが遅い男性の平均寿命は64・8歳**だったそうです。女性は15歳、男性は22歳も差が出ています。

つまり、年齢を重ねても自分の足でスタスタと歩ける人は、同じ年頃で歩くペースが遅い人よりも余命が長く、長生きできるということです。

では、歩く速さの差は、どこにあるのでしょうか。ふくらはぎや太ももなどの大きな筋肉も大事な役割を果たしていますが、**体を支え、足裏全体で地面を感じながらバランスを調整し、ふらつかずに、すばやく一歩前へと踏み出すためには、「足指」がしっかりとはたらかなくてはなりません。**

ですから、転ばないためだけではなく、長生きをするためにも足指をしっかりと動かしてほしいのです。

歩数が多い人ほど病気や認知症にならない

歩く「速度」ときたら「じゃあ、歩数はどうなの？」と疑問に思った方、なかなかするどいですね！　1日に6000歩、または7000歩など、目標をつくって歩いていらっしゃる方もいるかもしれません。

「やっぱり歩くことは大事だな」と考えさせられる、「歩数とかかりやすい病気」の関係を突き止めた研究をご紹介しましょう。群馬県中之条町の65歳以上の住民を対象に2000年以降、現在も継続している研究で「中之条研究」と呼ばれています。

中之条研究のすごいところは、「健康づくりに運動が大事」という誰もが当たり前のように知っていることを、さらに具体的に研究して**「どんな運動をどのくらい行えばどのような病気を防ぐことができるのか」**を明らかにした点です。

身体活動と予防できる病気など

平均歩数	中強度の活動時間	予防できる病気など
2000歩	0分	寝たきり
5000歩	7.5分	要支援・要介護、認知症、心疾患、脳卒中
7500歩	17.5分	筋減少症、体力の低下
8000歩	20分	高血圧、糖尿病、脂質異常症、メタボ（75歳以上）
10000歩	30分	メタボリックシンドローム（75歳未満）

出典：健康長寿研究所

1年の1日平均の身体活動（平均歩数と中強度の活動時間）が多いほど、病気などを予防できる。

たとえば1年間の1日あたりの平均歩数が2000歩で、そのうち中強度の運動、すなわち速歩きの時間が0分の人は、寝たきりは予防できるとわかりました。さらに、**平均歩数5000歩でそのうち速歩きが7・5分ある人は「要支援・要介護」状態や認知症などを、平均歩数7500歩でそのうち速歩きを17・5分している人は筋肉の減少や体力の低下を防ぐ**ことができるそうです。

何歳になっても颯爽《さっそう》と自分の足で歩けることが、人の手に頼らず、健康に生きるために欠かせないことだとわかりますね。

70歳からの20年を楽しく健康に過ごすために

私たち日本人は、世界の中でも3本の指に入るほどの長寿です。これはきっと、質の高い医療、恵まれた衛生環境、豊かな食生活などのおかげでしょう。大切な人たちと長い年月をともに生きることができるのですから、ありがたいことです。

けれど、「ただ長生きさえできればいい」というわけではありません。みなさんは「健康寿命」という言葉を聞いたことがあるでしょうか。**健康寿命とは「健康上の問題で日常生活が制限されることなく、生活ができる年齢」のこと**です。じつは最近、命が尽きる寿命と健康寿命の差の期間、つまり日常生活に制限のある「不健康な期間」が問題になっています。

なぜかというと、せっかく長生きをしても、日常生活を過ごすのにさしさわりがある「不健康な期間」がかなりの年数あり、この不健康な期間には、その人らしいいきいきとした時間を過ごすことが難しいからです。

想像してみてください。やりがいのある仕事や趣味が楽しめないばかりではなく、トイレに行くことや、お風呂に入ることすらも自分ではできなくなり、人の手を借りる必要がある期間が何年も続くのです。これはとてもつらいことです。

そんな期間が現在の日本ではどのくらい続くかご存じでしょうか。**厚生労働省によると平成28年の健康寿命は男性が72・14歳、女性が74・79歳で平均寿命と健康寿命の差が男性は8・84年、女性は12・35年にもおよぶ**と報告されています。そのため、国では国民である私たちの健康寿命を少しでも延ばそうと健康づくりのためのさまざまな取り組みを行っています。でも、一度しかないかけがえのない自分の人生です。人任せにはしていられませんよね。

健康寿命の70歳を過ぎてもいつまでも自分の足で歩き、寝たきり知らずで、「不健康な期間」をゼロに近づけるため、ぜひ今日からすぐに足指を鍛え始めましょう。

足の小指が使えると、痛み・疲れ・しびれに悩まず一生歩ける

いつまでも自分らしく暮らし続けるには、足の指、なかでも小指を上手に使うことがカギになります。

みなさんにはこんな悩みはないでしょうか。

「整体やマッサージに行っても、時間が経つと痛みやだるさがぶり返す」

「しびれや痛みがあって日常生活に支障が出ているが、病院に行っても、薬を飲むか注射を打つしか方法がないと言われる」

「長年つきあっている腰痛や肩こりは『持病』『年のせい』とあきらめている」

じつは、これらの悩みは、「足の小指」が本来のはたらきをしていないために起こっているかもしれません。

ふだん、つめを切るとき、あるいはテーブルの脚などにぶつけて「いたたっ！」となったときくらいしか思い出さない小さな足の小指に、そんな重要な役割があるなんて信じられないと思うでしょうか？　くわしくは第3章でご説明しますが、足の小指に秘められた大切な3つの役割について簡単に触れておきましょう。

足の小指には体を支える重要な役割がある

体を家にたとえると、**足指は家を下から支える地盤**です。地震がきたとき、どんなに家が丈夫でも地盤が弱いと家は倒れてしまいます。けれど、かたくしっかりした地盤の上に建っている家は簡単には倒れません。私たちの体も同じで、**体を安定させるには足指、とくに一番外側にある小指でしっかりと支える必要があります。**

足の指と連動して体のほかの部分も整う

足の小指がうまく動かないのは、脳からの命令が神経を通して足先まで伝わっていない証拠です。また、**足の指の力が弱くゆがみがあると、骨と骨の配置がずれ、連動してひざや腰などにもゆがみが生じ、不調が起きやすくなります。**そのため、体に痛みやしびれがある人も、小指をはじめとした足指を整え、鍛える必要があります。

小指は第二の心臓「ふくらはぎ」のスイッチ

たとえば手の小指を強くにぎると腕の筋肉が盛り上がりますが、同じように、**足の小指をにぎれるようになればふくらはぎも連動して動きます。**ふくらはぎがよく動けば、血のめぐりがよくなり、疲れやむくみなども改善していきます。

小さな足の小指の大きな底力を存分に発揮させないなんてもったいないことです。小指をはじめとする足の指をしっかり鍛えて、疲れない体、痛くない体、ケガしない体、いつまでもぐんぐん歩ける体を手に入れましょう。未来の自分に健康な足指と体というバトンを渡すために、まずは簡単なエクササイズから始めてみませんか？

第2章

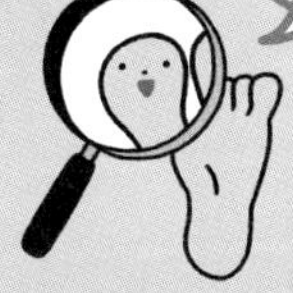

足指を整えて鍛える！足づかみセラピー

おうちでできる足指の体操!

足づかみセラピー

痛みやしびれを改善し、一生自分の足で歩くために、足指本来の動きを取り戻す体操をしましょう!

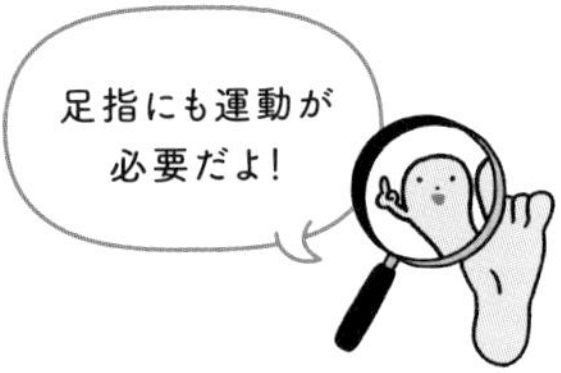

足づかみセラピーをすると…?

◎ 足の指（とくに小指）がしっかり曲がり、開くので、足が軽くなる。
◎ 外反母趾や浮き指、むくみなど、足のトラブルが改善される。
◎ ひざ痛、腰痛、猫背など、足指が原因の体の不調がやわらぐ。
◎ 長時間歩いたり立ったりしても疲れにくくなる。

足づかみセラピーのやり方

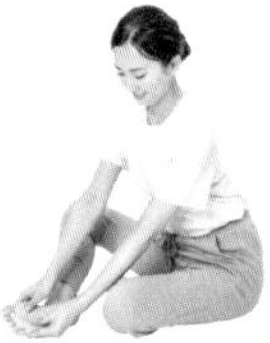

◎ 椅子か床に座ってリラックスして行う。
◎ 基本は朝昼晩 3 回。夜はお風呂で足を温めながら行うのがおすすめ。
◎ 痛みや炎症のあるときはお休みする。

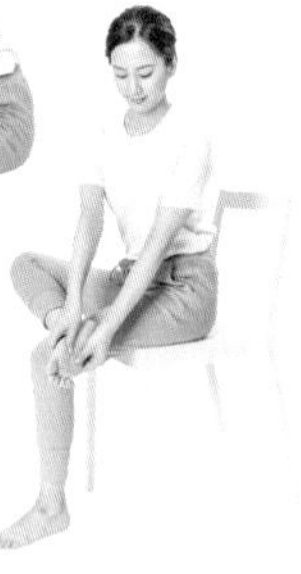

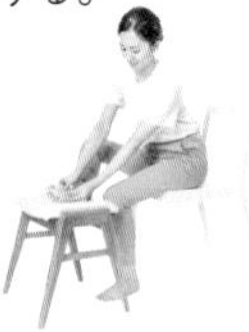

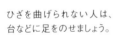

ひざを曲げられない人は、
台などに足をのせましょう。

《《《 さっそくやってみよう!

- 足の指の準備体操
- 足にグーと縦のアーチを教える
- 足に横のアーチを教える
- 足にパーを教える
- 足指でグー、パー、チョキ
- 足指ピアノ
- かかと立ち
- つま先立ち

足の指の準備体操

＼ここをほぐす！／

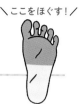

足の体操の効果を高めるために、かたまった足指をまんべんなくほぐします。

1 足指ユラユラ（足指をゆるめる）

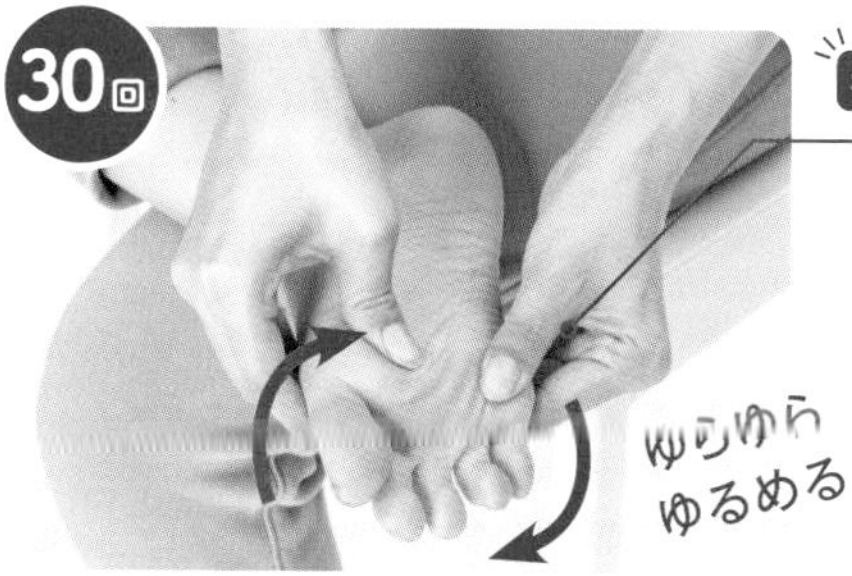
30回
ゆらゆら
ゆるめる

ポイント

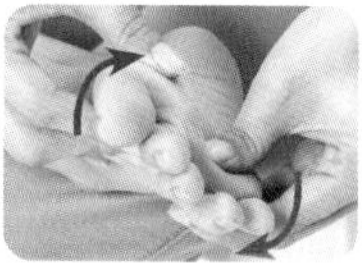

足の指を上下にゆらす

足を反対側の太ももにのせる。小指と親指のつけ根あたりを手で持って、足の甲側と裏側に交互にゆらし、足指のつけ根をほぐす。

2 足指ほぐし（ゆらす、回す）

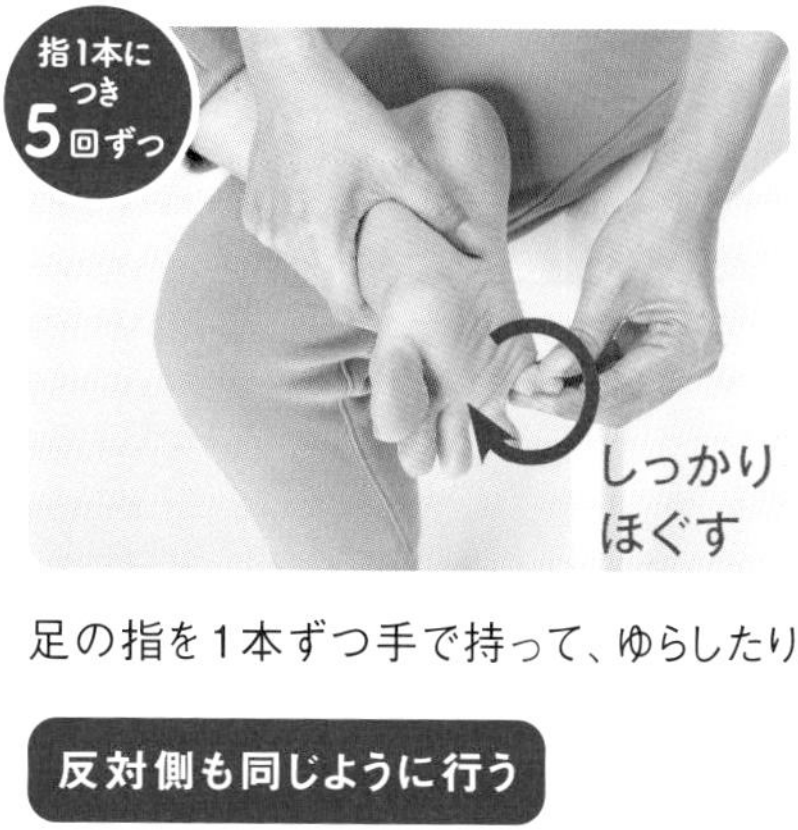
指1本につき
5回ずつ
しっかり
ほぐす

足の指を1本ずつ手で持って、ゆらしたり、回したりしてほぐす。

反対側も同じように行う

足にグーと縦のアーチを教える

手で足指を曲げて、グーの形と
縦アーチ(→104ページ)を足に記憶させます。

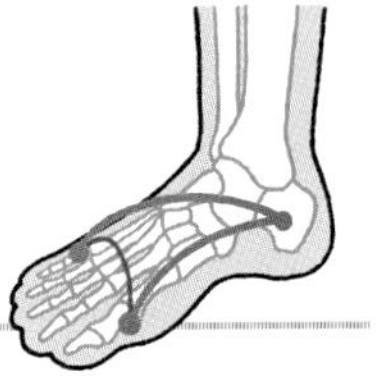

1 足をひざにのせる

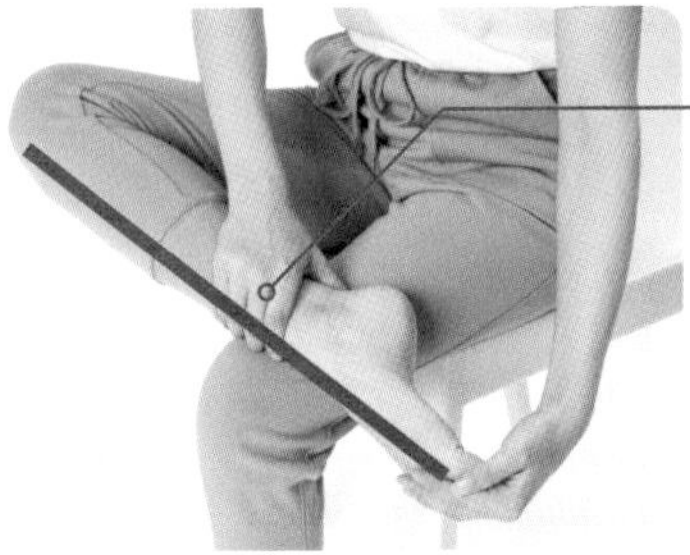

足首を反対側の太ももにのせ、足先からすねをまっすぐにする。

NG

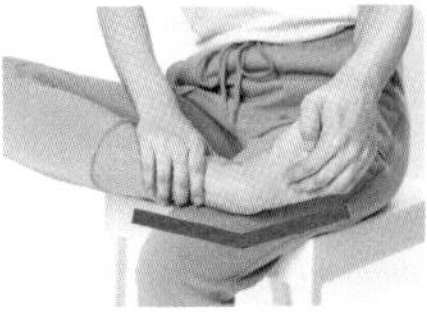

✖ 足首が曲がっている

2 親指から中指を曲げてグーにする

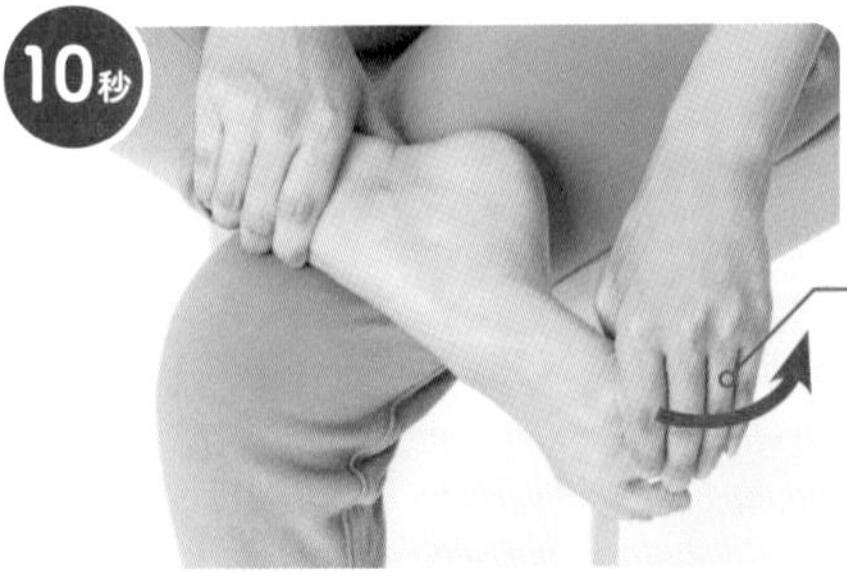

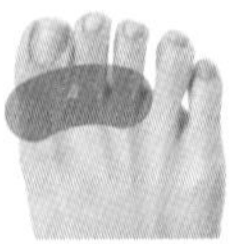

手で足の親指、人さし指、中指をつけ根から曲げてグーの形をつくり、10秒間キープ。

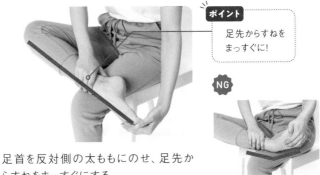

3 小指から中指を曲げてグーにする

10秒

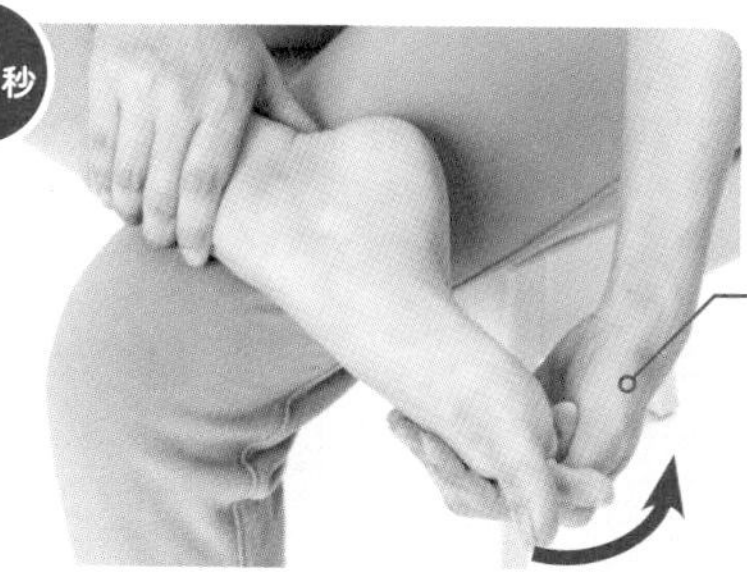

ポイント

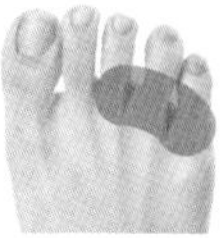

ここを曲げる!

手で足の小指、薬指、中指をつけ根から曲げてグーの形をつくり、10秒間キープ。

4 5本すべてを曲げてグーにする

10秒

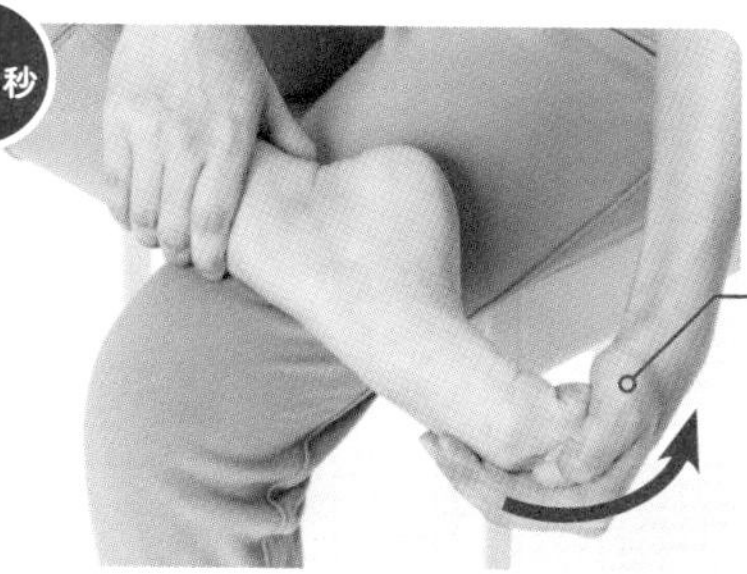

ポイント

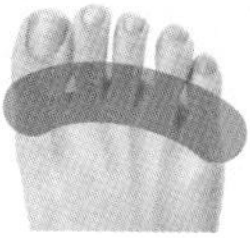

ここを曲げる!

手で足のすべての指をつけ根から曲げてグーの形をつくり、10秒間キープ。

床を使って曲げてもOK!

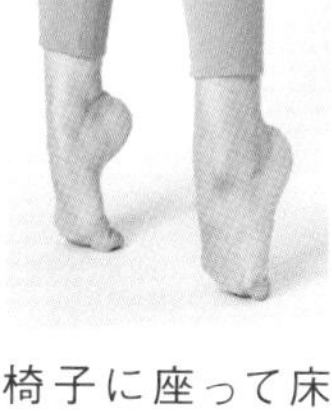

椅子に座って床で足指を曲げる。

1~4を2回くり返す ×2回

反対側も同じように行う

足に横のアーチを教える

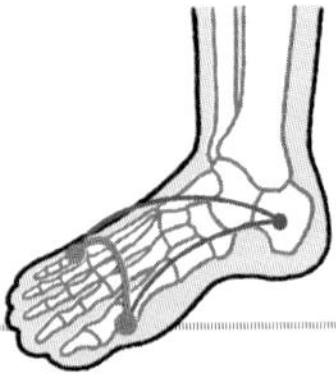
＼このアーチをつくる！／

手で足裏を縦に折りたたんで、横アーチ（→104ページ）を足に記憶させます。

1 足を縦に折りたたむ

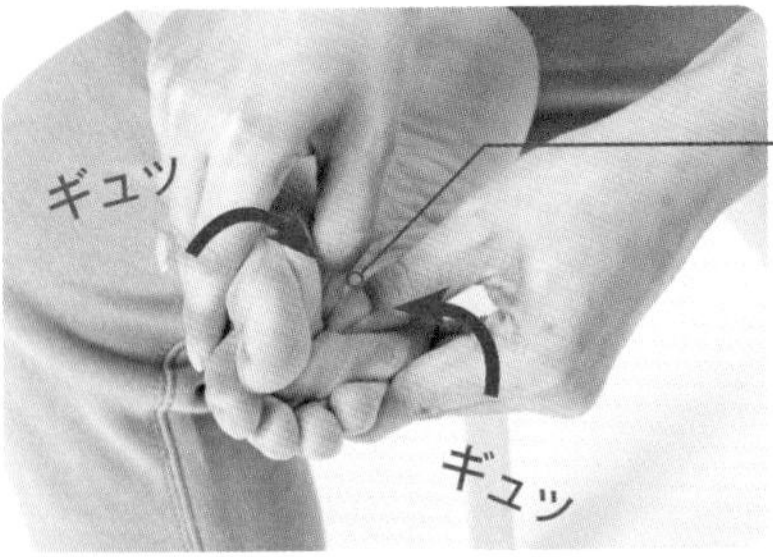
ギュッ
ギュッ

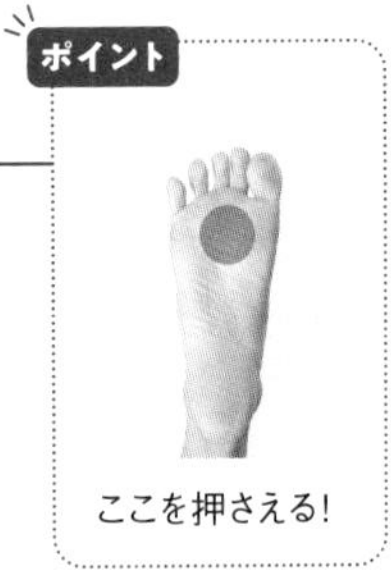
ポイント
ここを押さえる！

足裏の中指のつけ根に両手の親指を当てる。そこを支点に親指と小指を近づけるように足を縦に折りたたむ。

2 手の位置をずらしながら折りたたむ

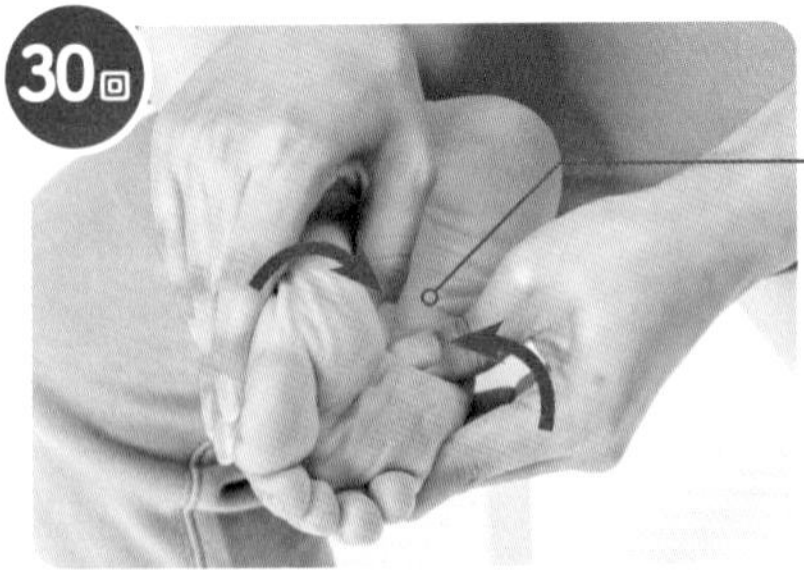
30回

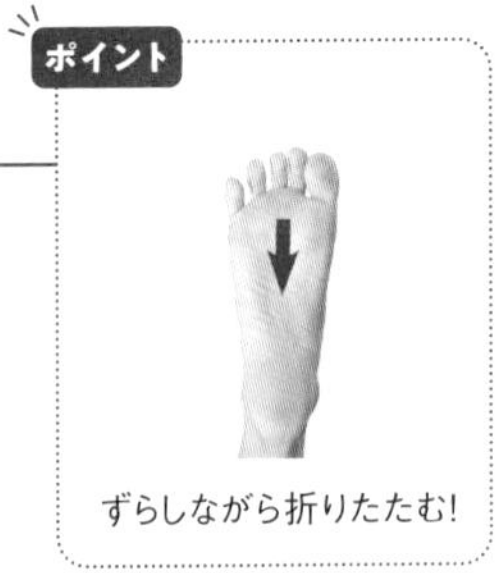
ポイント
ずらしながら折りたたむ！

少しずつ手の位置を下にずらしながら、土踏まずまで折りたたむ。

反対側も同じように行う

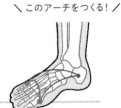

足にパーを教える

手で補助しながら、親指と小指が開いたパーの形を足に記憶させます。

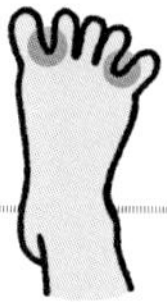

親指と人さし指の間、小指と薬指の間を開く

10秒×2回

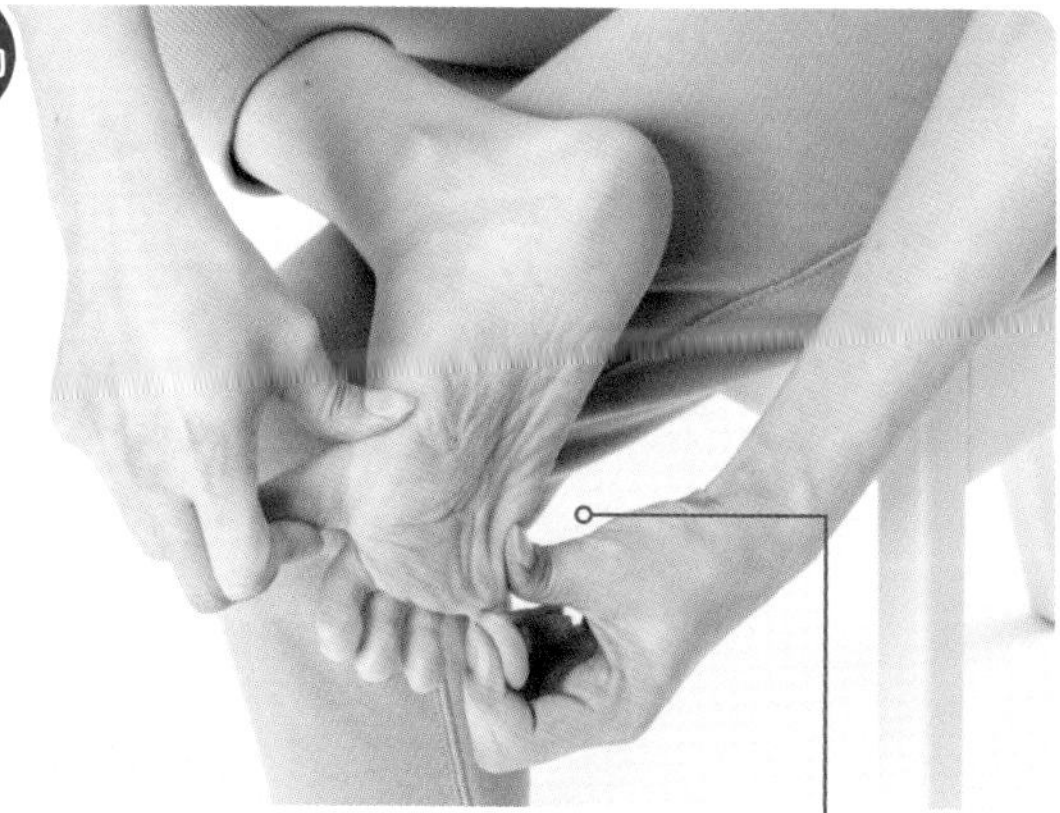

手で親指と小指を外側に開く。足指の骨が開いてアーチがつぶれないよう手で親指と小指のつけ根を固定する。

反対側も同じように行う

ポイント

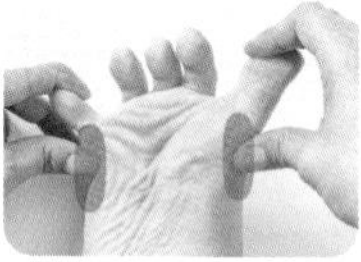

ここを固定！

10分

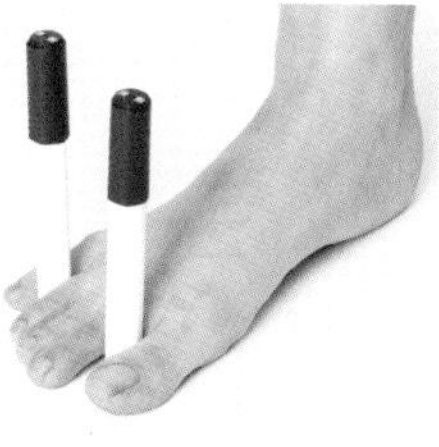

ペンをはさんでもOK！

親指と小指の股にペンをはさむ（→121ページ）。

足指でグー、パー、チョキ

手で支えず、足の力だけで
グー、パー、チョキをして足指の力を鍛えます。

1 足の指でグーをつくる

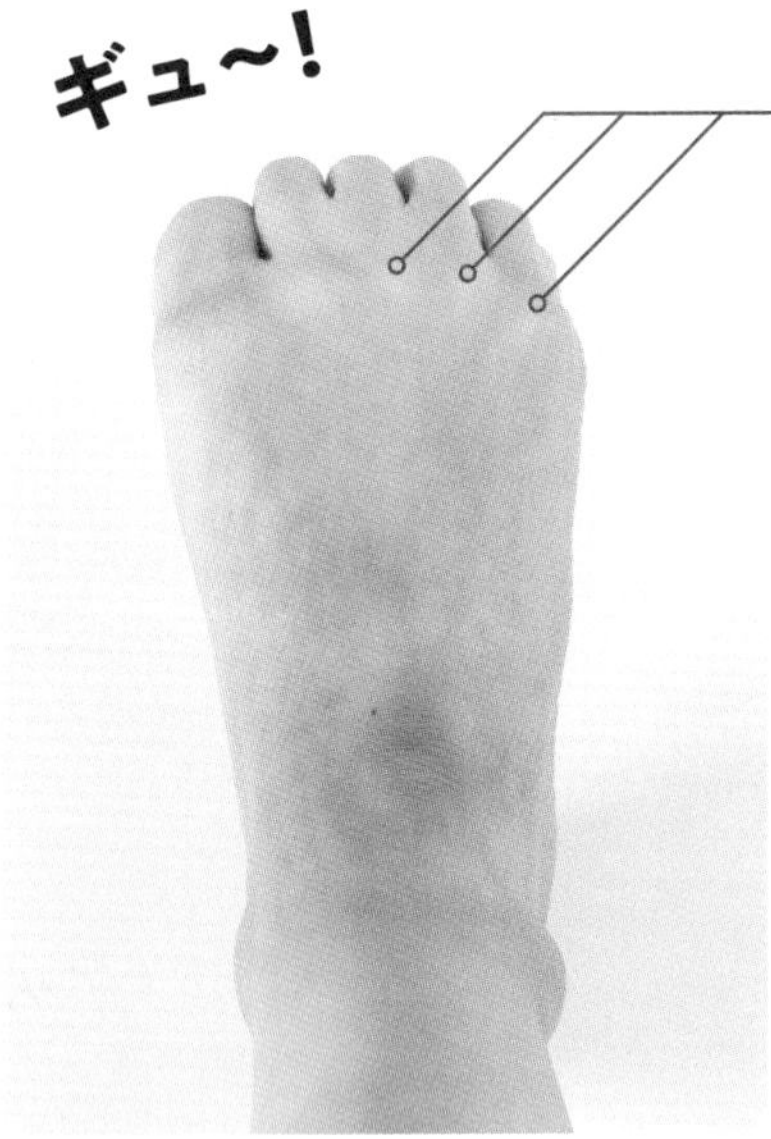

ポイント

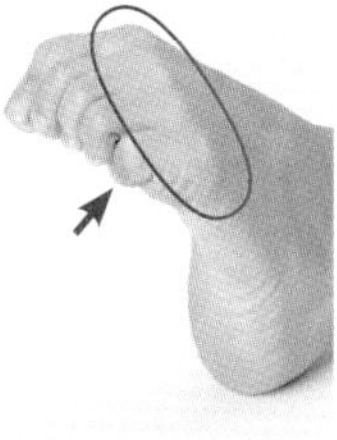

とくに小指から中指を指のつけ根の骨が出るくらいしっかりにぎる。手で足の小指をのばそうとしてものばせないくらい強くにぎればOK!

足の指をすべて曲げてグーをつくる。足先だけでなく指のつけ根から曲げる。

NG

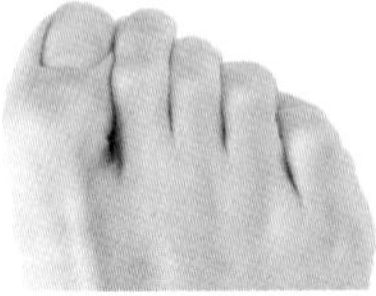

- ✖ 指が曲がっていない
- ✖ 指のつけ根の骨が出ていない
- ✖ 指と指が重なっている

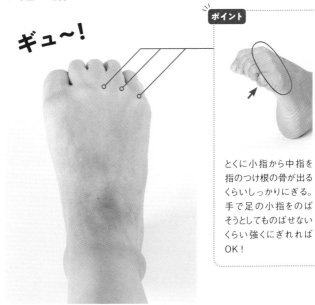

2 足の指でパーをつくる

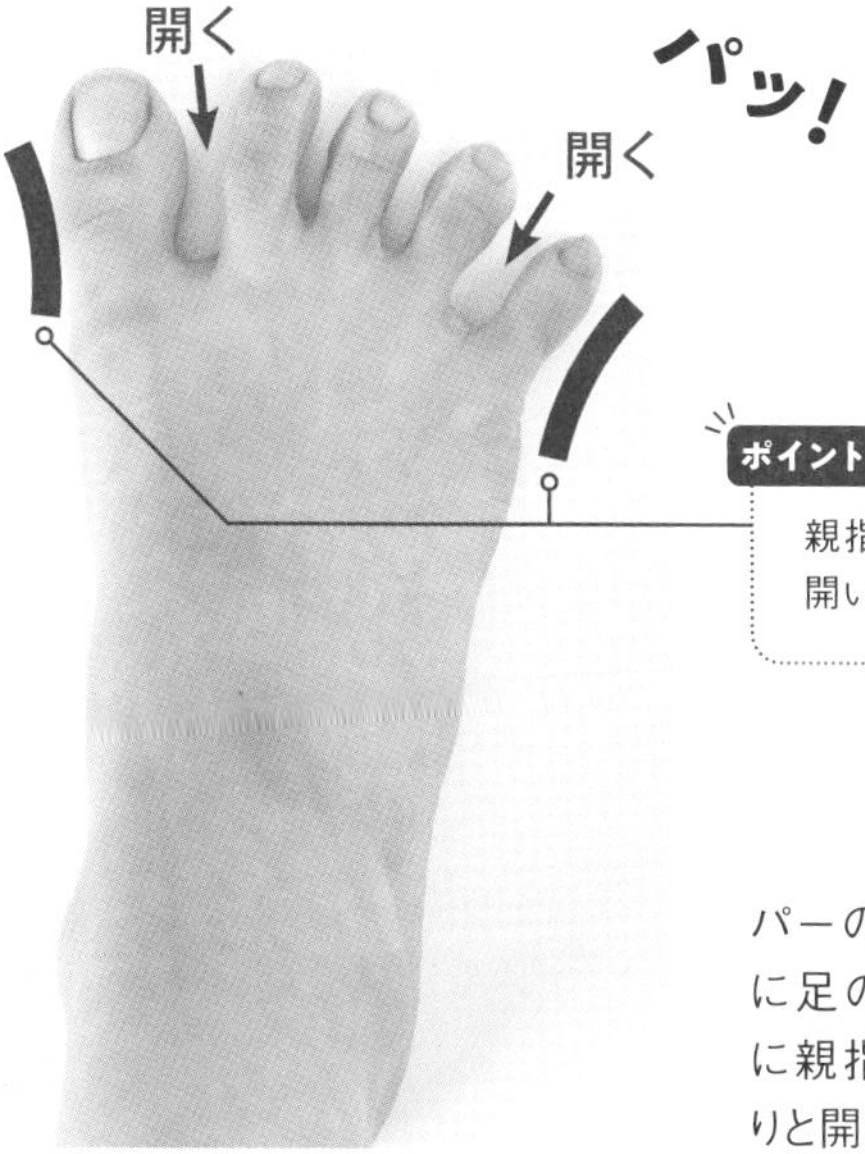
開く
パッ!
開く

ポイント

親指と小指が外側に
開いている

パーの形をつくるように足の指を開く。とくに親指と小指をしっかりと開く。

NG

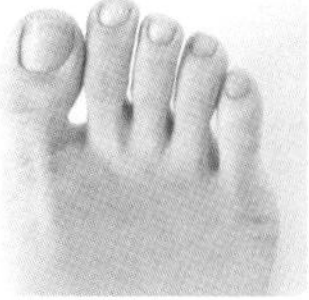

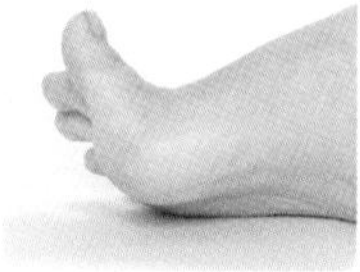

✖ 指が開かない
✖ 指が上に曲がる

パーができると
転びにくくなるよ!

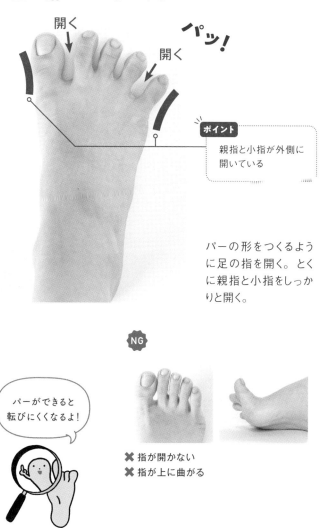

3 親指が上のチョキをつくる

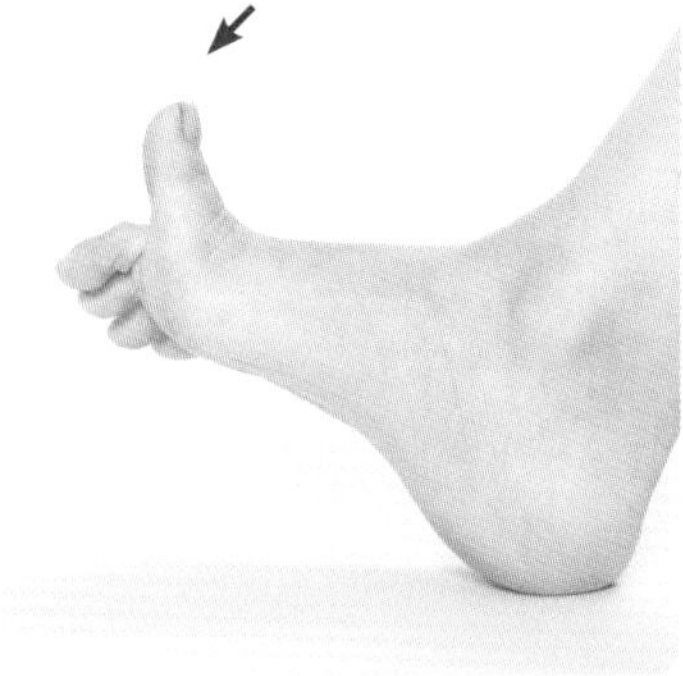

足の親指だけを上げて
チョキをつくる。

ポイント

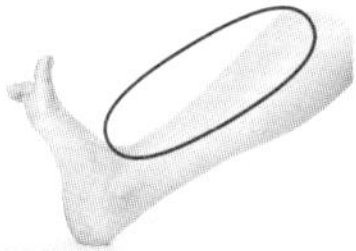

すねから親指につながっている筋肉をしっかりと動かして、親指とほかの指を分けて動かす

4 親指が下のチョキをつくる

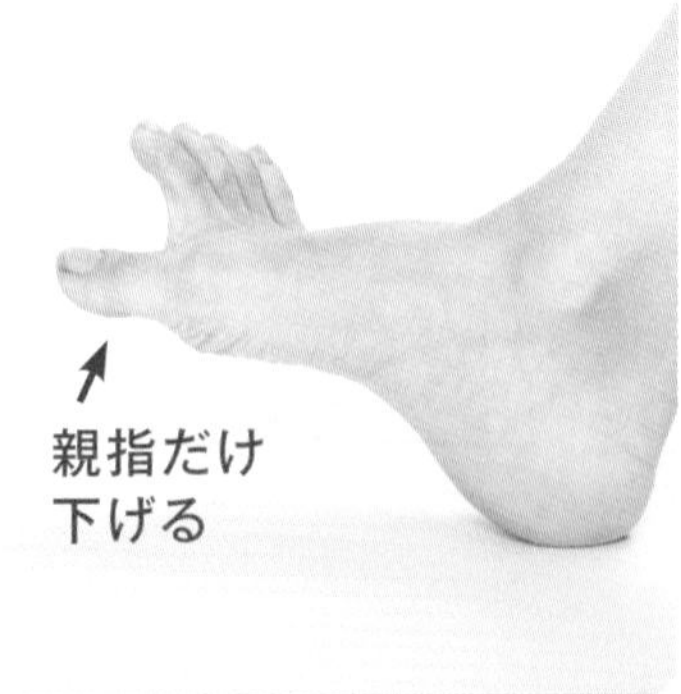

足の親指だけを下げて
チョキをつくる。

NG

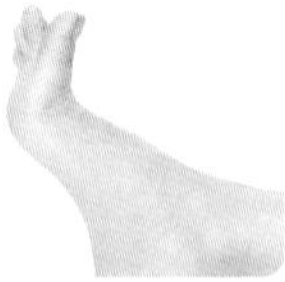

✖ 親指が上下に動かない

✖ ほかの指も親指と一緒に曲がってしまう

1〜4を10回くり返す ×10回

反対側も同じように行う

足指ピアノ

足でピアノを弾くようなつもりで、
小指と親指を交互に床にタッチします。

1 足の小指を床につける

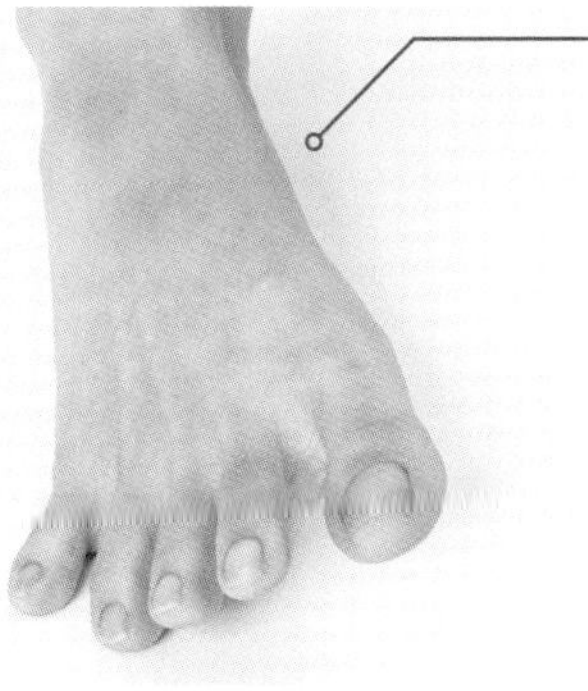

ポイント

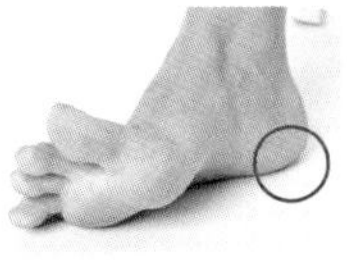

かかとは床につけたままキープ

かかとを床につけたまま足先を上げ、小指だけを床につける。

2 足の親指を床につける

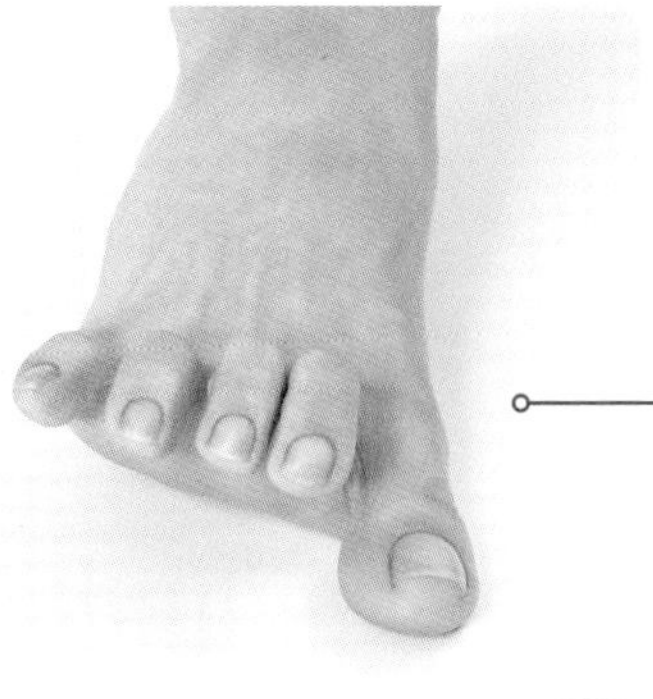

1の状態からかかとを床につけたまま、親指だけを床につける。

ポイント

ピアノを弾くようなイメージで、リズミカルに動かす

1と2を10回くり返す ×10回

反対側も同じように行う

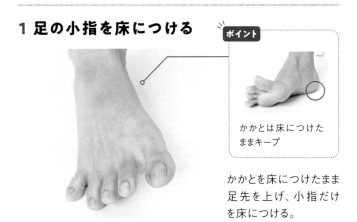

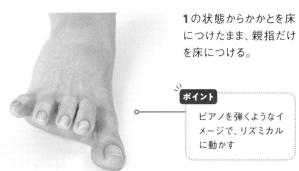

かかと立ち

つま先を上げてかかとだけで立つトレーニングです。指を持ち上げる力を鍛え、つまずきを防止します。

1 椅子につかまって立つ

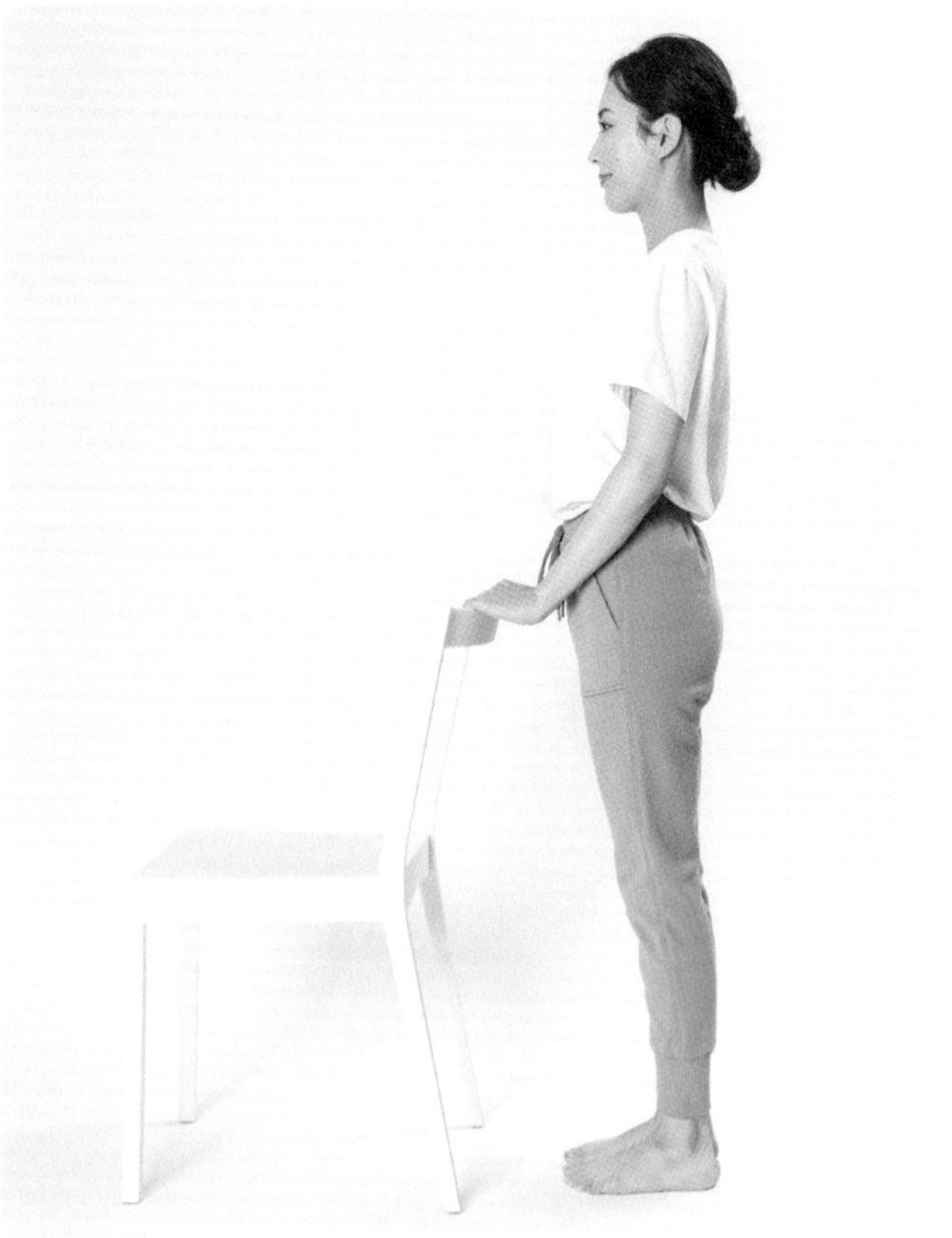

ふらついて転ばないよう、椅子の背につかまって立つ。壁に手をついても OK。

2 つま先を上げてかかとで立つ

10秒

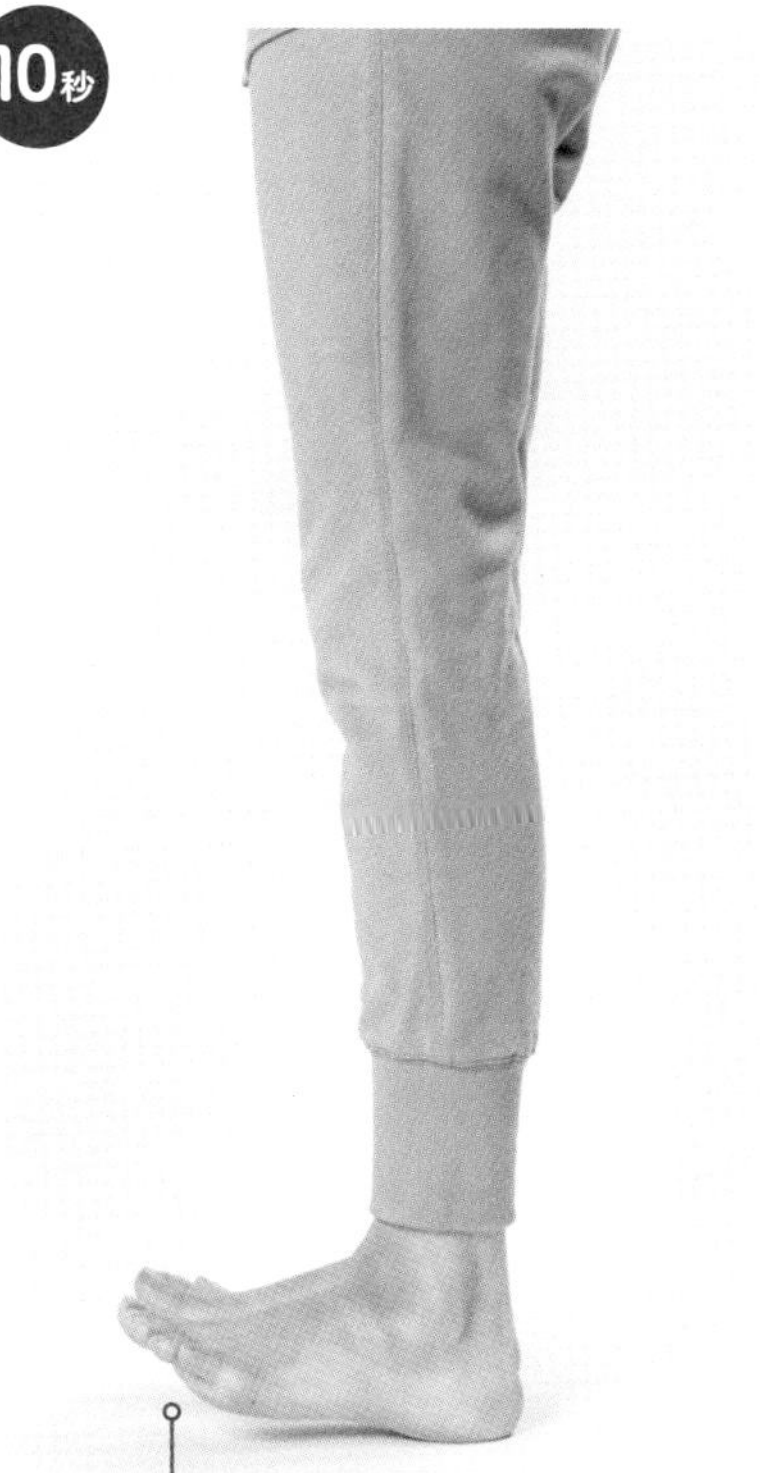

軽く足踏みを
してもOK!

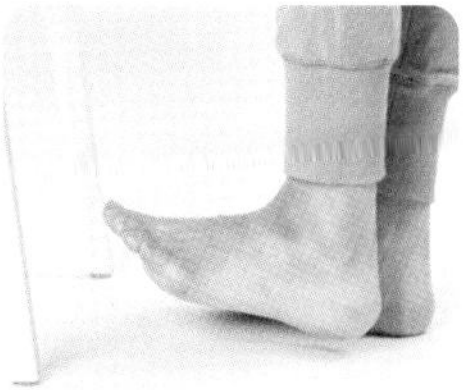

かかとを床につけたままつま先を持ち上げ、かかとだけで立ち、10秒間キープ。グラグラしてしまうときは、軽く足踏みをしてもOK。

ポイント

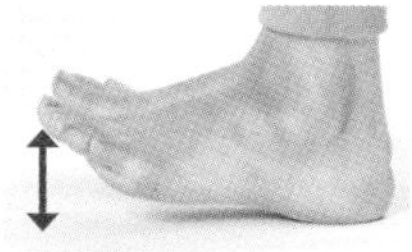

つま先が手のこぶし1つ分くらい上がっている

NG

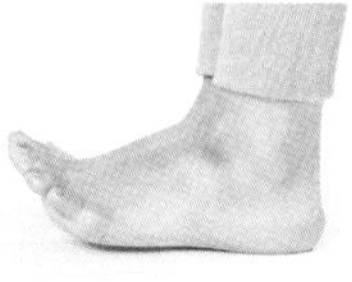

✖ 指先しか上がらない
✖ 小指が上がらない
✖ ふらつく
✖ 腰が引ける

つま先立ち

つま先立ちをしたままふらつかずに立つ練習をして、足指で支える力を鍛えます。

1 椅子につかまって立つ

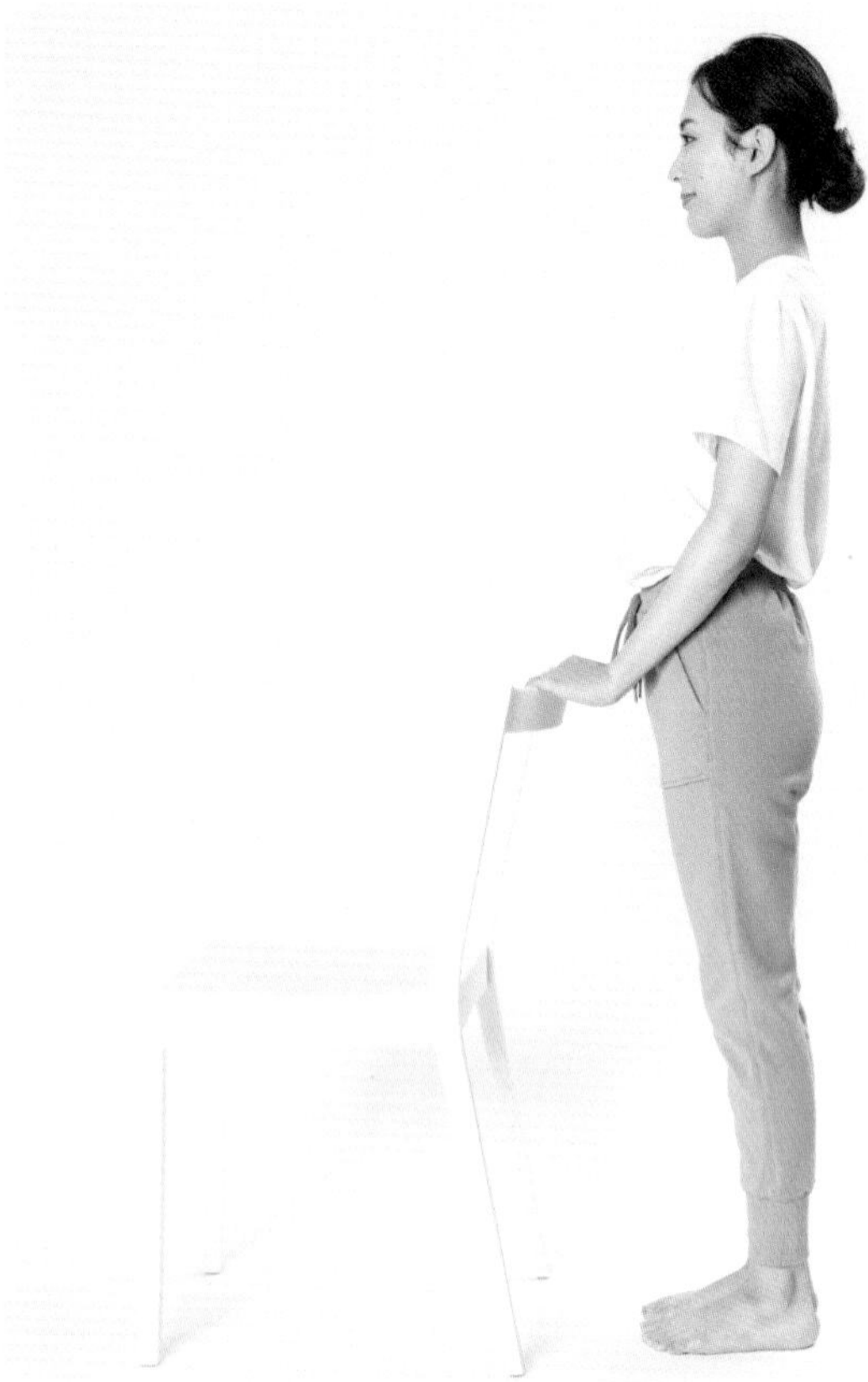

ふらついて転ばないよう、椅子の背につかまって立つ。壁に手をついても OK。

2 かかとを上げて、つま先だけで立つ

10秒

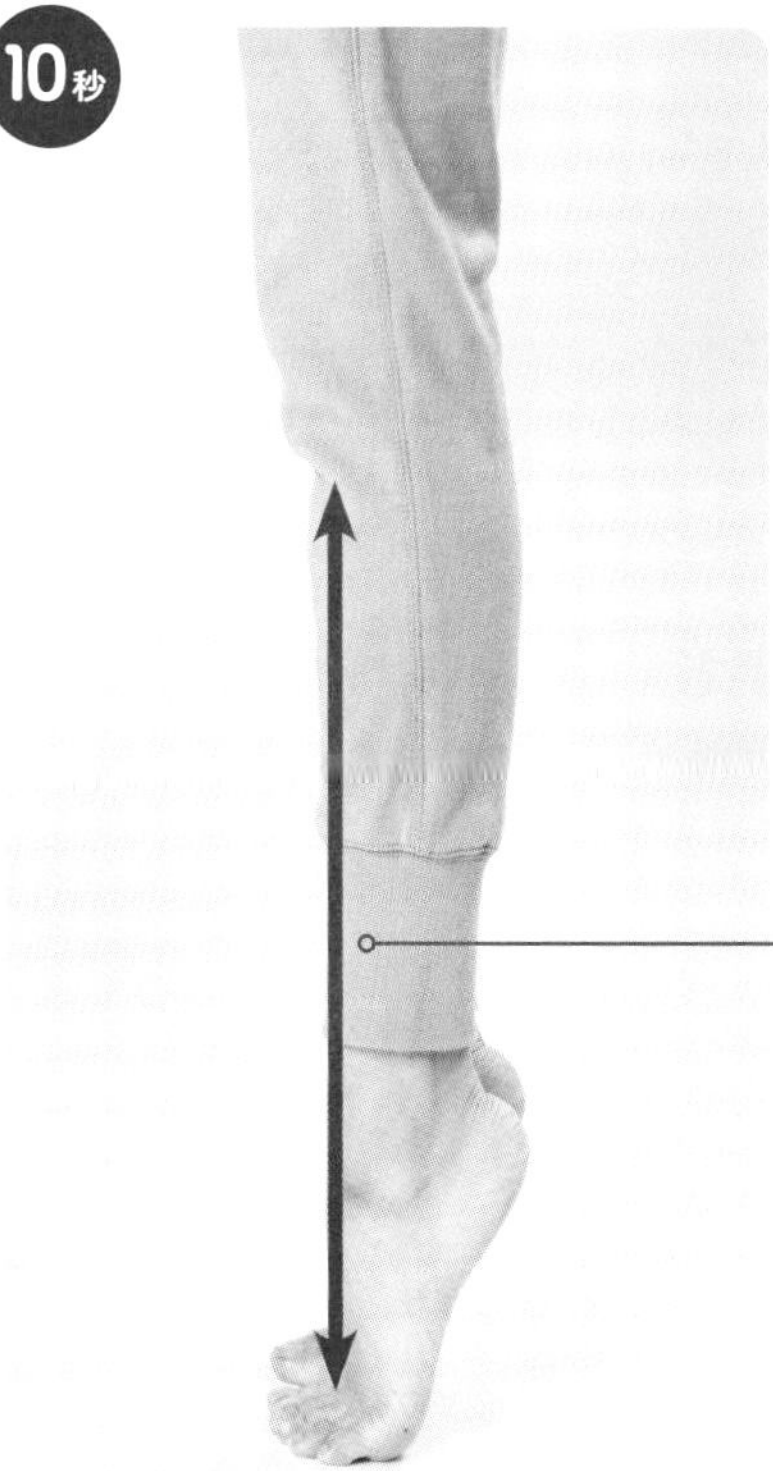

ポイント

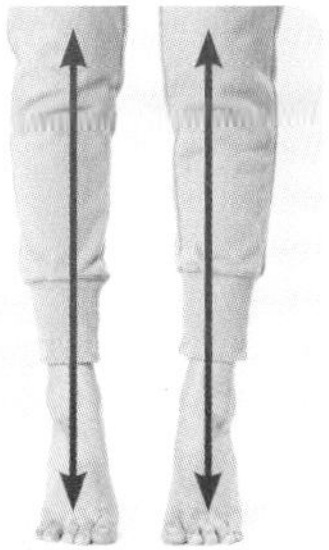

足の指のつけ根からすねのラインがまっすぐのびている

かかとを上げて、つま先だけで立ち、10秒間キープする。

NG

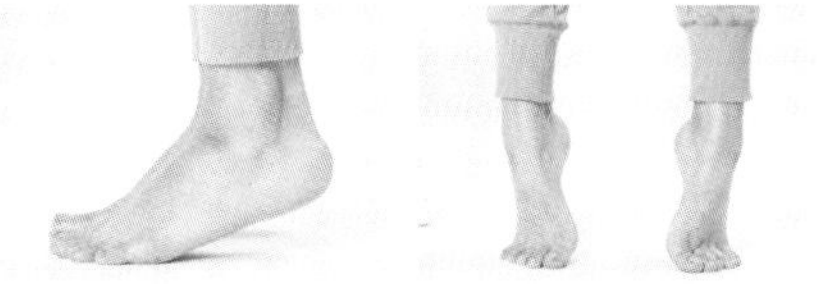

✖ かかとが上がらない
✖ ふらつく
✖ ガニ股・内股になる

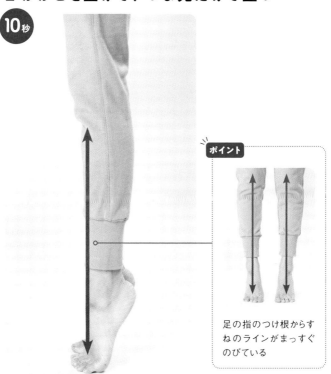

足づかみセラピーを続けるコツは？

日常生活の中では、足指を動かす機会がなかなかありません。そのため、足づかみセラピーは「続ける」ことが最大のポイントです。習慣化するために、次のようなことを意識してみましょう。

◎ きちんとできることよりも、毎日行うことが大事。忘れてしまった日があっても気にせず続ける。

◎ まずは2週間がんばる。
それができたら1か月続けることを目指す。

◎ 1か月続けると足の動きが変わってくる。

◎ 3か月続けると習慣になり、
痛みやしびれが軽くなる。

◎ 3年続けると足の形も変わってくる。

◎「ながらエクササイズ（→118ページ）」も取り入れて、つねに足の指を触っていよう！

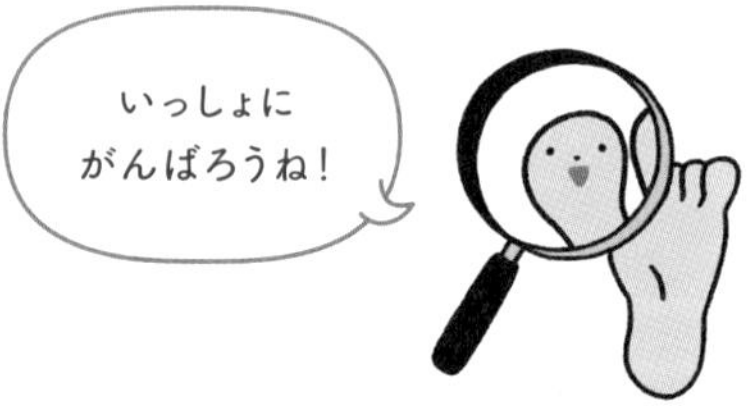

第3章

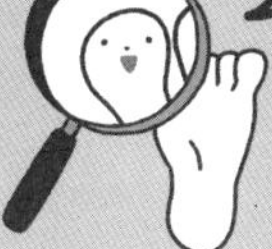

小さな足の小指の大きな力

90代半ばで入院しても寝たきりにならなかった祖母

私には大正15年生まれで現在90代半ばの祖母がいます。この祖母のおかげで、私は足指の大切さに改めて気づきました。そのときのお話をしたいと思います。

2年前の冬のことです。祖母が肺炎で10日間ほど入院しました。お見舞いに行くとふだんの祖母らしくなく、ぼんやりとしています。しかも、声をかけた私の顔を見て、祖母は「あんた誰だ」と言いました。私は、「ああ、認知症が進んでしまったのか」とショックを受けました。

そのとき、なにげなく見た祖母の足はひどくむくんでいました。その足を見て、「これでは退院して自宅に帰っても、前みたいに元気に歩いたり、身のまわりのことをするのは難しいかもしれない」と思いました。むくんだ祖母の足をマッサージしながら、わらにもすがるような気持らで「おばあちゃん、足の指でグーパーしてみて」と祖母にお願いしてみました。ベッドに寝たままでも、トレーニングをして少しでも足指が動くようにしておけば、寝たきりは回避できるかもしれないと考えたからです。

するとどうでしょう。見守る私の前で祖母は足指を器用にグーパーしてみせました。驚きました。これまで何万人もの足を見てきましたが、祖母ほどの高齢で、ひどいむくみがある場合、グーもパーもできないことがほとんどだったからです。

結局、祖母は病院での歩行指導のおかげもあり、自分の足で自宅に帰ることができました。軽度の認知症も進行せず、入院前の祖母に戻ったようでした。

振り返ってみると私の祖母は、はだしでいることが多く、夏は鼻緒のある草履《ぞうり》をはいていました。また、床に座ることが多く、立ったりしゃがんだりと、ふだんから足指をよく使っていました。この出来事があったおかげで、私は**足指がよく動く人はたとえ入院などで一時的に筋力がおとろえても改善できる**と改めて実感したのです。だから、みなさんにも足の指の大切さを何度でもお伝えしたいのです。

「足腰が弱る」は「足指が弱る」から始まる

この本をお読みになっている方の多くは、きっと先ほどご紹介した私の祖母のように、いつまでも自分の足で歩いて趣味や仕事を楽しみたいと願っていると思います。では、そのためにはどうしたらよいのでしょうか。

足腰が弱る原因というと、背骨や股関節、太もも、ひざやふくらはぎなどの大きな骨や筋肉に注目しがちです。でも、まず見直してもらいたいのは、これらの大きな骨や筋肉を日々支える土台である10本の小さな足指たち、なかでもテーブルの脚にぶつけたときくらいにしか思い出されることのない2本の小指です。**なぜなら、足腰の不調は足指が弱ることから始まることが多く、足指が弱ったまま脚の筋肉を鍛えたり、背骨や骨盤の形を見直しても、不調が治らない可能性が高い**ためです。

たとえば足指が弱ってふらついたり、足がうまく動かず骨がゆがんだ状態のままで歩き続けたらどうなるでしょう。

そんな状態で毎日6000歩も歩いたら、1年で約200万歩分の負荷が積み重なります。骨がずれた状態のまま、地面からの衝撃が200万回も足からひざ、腰に伝われば、あらゆる骨がずれ、いずれ不調が起きます。

だからこそ、まずは足の指を整え、しっかりと動くように鍛えてから、体全体を立て直すことが大事なのです。

そのためのポイントが、**「足の小指をしっかりと外側に開く」「小指を器用に動かす」「力を入れてギュッとかたくにぎる」**という3点です。これらができるようになると、ふらつかずに歩けて、骨のゆがみも軽減され、さらに地面をしっかりと踏みしめて歩けるようになります。

（足の小指の3つのポイント）

- □ 小指をしっかりと外側に開く
- □ 小指を器用に動かす
- □ 小指に力を入れてにぎる

小指を開いて「足裏の面積」を広げ、ふらつきをなくす

弱った小指をほったらかしにしたままだと、全身に不調が起こるおそれがあるということがわかりました。

「でも、小指ってそんなに役に立っている？」
「大げさに言いすぎじゃないの？」

こんなふうに小指の実力を疑っている人はいませんか？　そんなあなたに、これから小指の大切な役割をお伝えしたいと思います。
それは先ほどから何度か申し上げてきた「体を支える」という役割です。

足の指は体の地盤

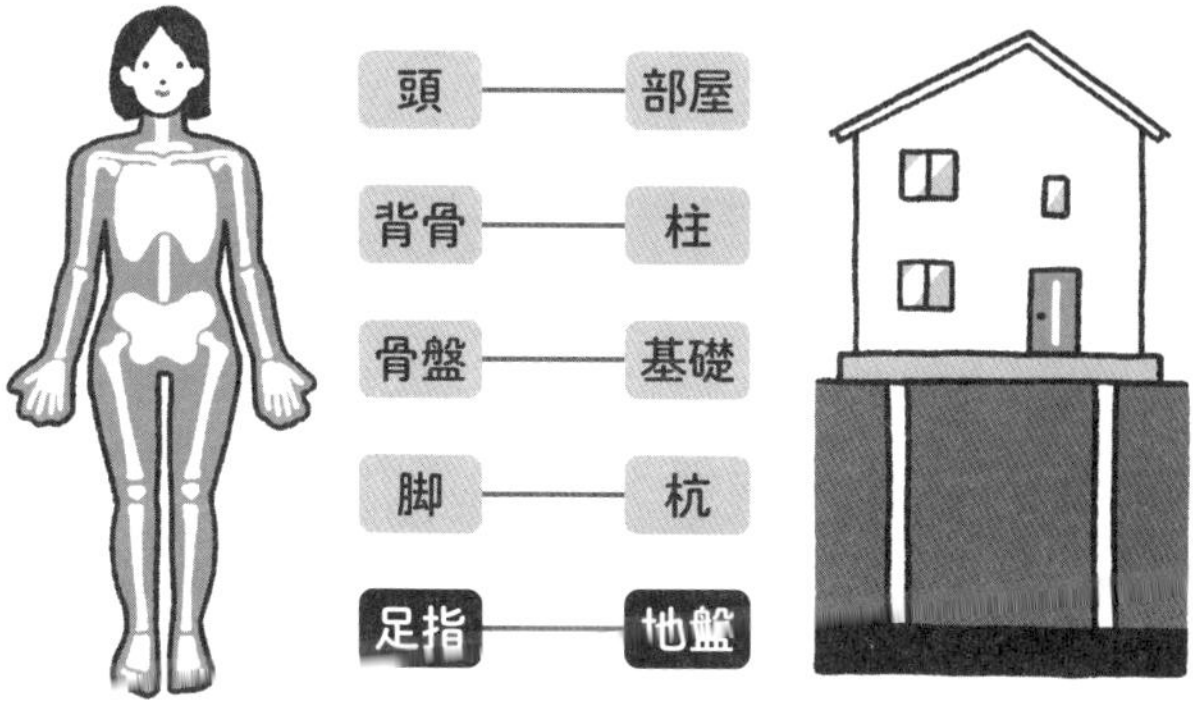

足の指は体にとっての地盤。基礎（骨盤）がしっかりしていても、地盤（足の指）がグラグラしていたら、家は倒れやすくなる。

私たちの体を家にたとえてみましょう。頭から骨盤までが家そのものだとすると、脚は地中に埋まって家を支えている杭《くい》。足の指は杭を支え、さらにその上にある家も支えている地盤です。

地震が起きたとき、地盤が弱いと家は倒れやすくなりますよね。でも、地盤がしっかり安定していたらどうでしょうか。家は簡単には倒れたりしません。

私たちの体も一緒です。地盤である足の指が丈夫なら、そのぶん、しっかりと体を支えることができます。そうすれば、年齢を重ねてもふらつきを防ぎ、転倒を予防することにつながります。

けれど、家（体）の下にしっかりとした地盤（足指）があっても、その面積がせまかったら安定性が弱まります。安定性を増すにはどうすればよいのでしょうか。

答えは先ほどお伝えしました。そうです、**「足の小指をしっかりと外側に広げる」**ことが大切です。小指と薬指の間が開かずにくっついたままの状態と、小指と薬指が開いた状態で体を少し左右にゆらして比べてみてください。小指が開いていたほうが、足指が外側から支えられて、体を安定させる力が増すのがわかると思います。

これはちょうど、電車に立って乗っているときに、両方の足を開いて立っていたほうが、電車がゆれてもふらつかないのと同じです。土台となる部分の面積を広げることで、安定性が増すのです。

ふだんから**靴の中でほんの1㎜ずつでもよいので小指を外側に広げるように意識することが大切です。**そうすれば、何かの拍子につまずいて転びそうになったときでもバランスをとって体を支えることができるようになります。

⋮小指を開くとふらつきにくくなる

両足を広く開くと体が安定する

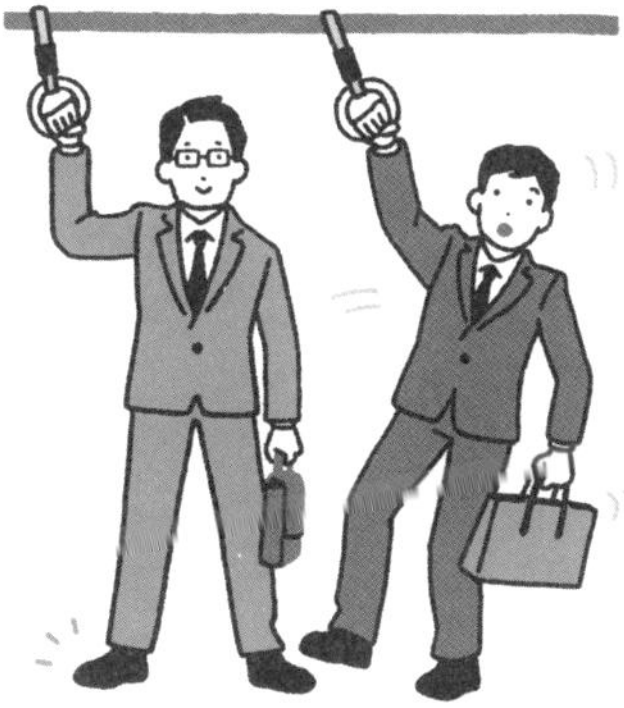

両方の足の間隔を広くとると、電車がゆれてもふらつかずに踏ん張れる。

小指を開くと足が安定する

足の小指と親指を開いて立つと、ふらつきにくい。とくに体の外側を支える小指を開くことが大事。

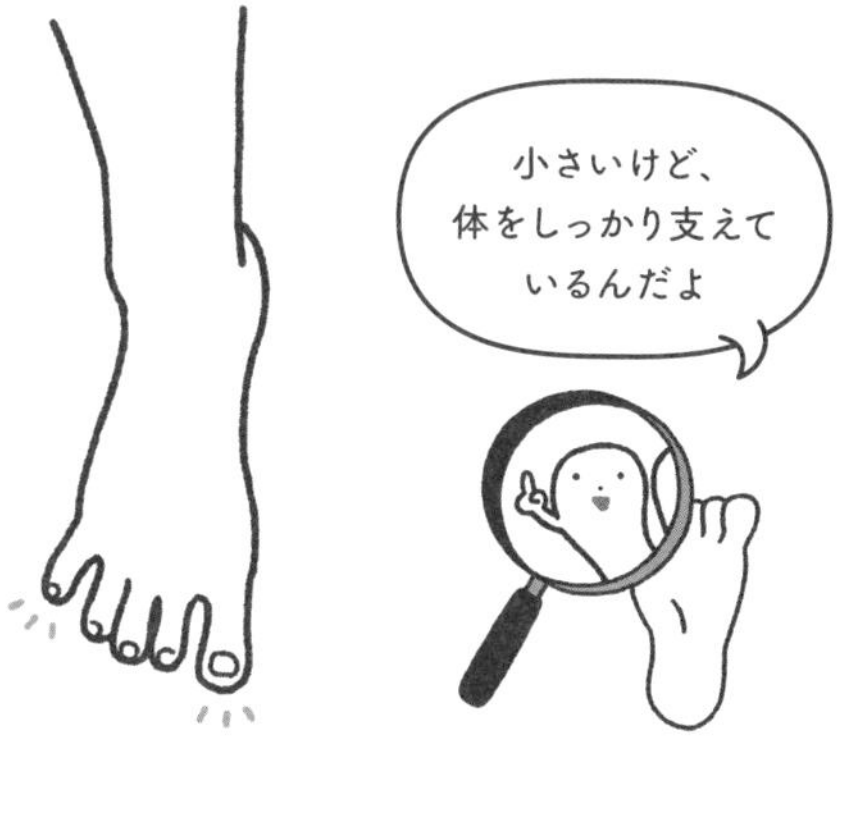

手のように「器用に動いて、強くにぎれる」足指が理想

手のように器用に動いて、強くにぎれる足の指が理想だとしたら、みなさんの足の小指はどのくらい動きますか？　第1章で「足指元気度チェック」にチャレンジしてくださった方の中には、小指が動かなくて驚いた方がいるかもしれませんね。

でも、心配しなくて大丈夫ですよ。私の治療院を訪ねてきてくださる患者さんたちの多くも、はじめは上手に小指を動かすことができません。すでにお伝えしたように、「グー」ができない患者さんは9割ほどにものぼります。

「グーって、ただ足の指を丸めるだけでしょう。そんなの簡単！」と思った方は「足の握力」も忘れずにチェックしてくださいね。目標とする「グー」は、足の指でグーの形をつくるだけではなく、**足の指のつけ根の骨が浮き出るくらいギュッとにぎれて、**

足の小指と薬指を手でのばそうとしてものばせないくらい力強いグーです。

じつは、このギュッと力強くにぎれる小指の力が、体を支えるために欠かせません。

たとえば料理で包丁をにぎるときや、テニスやゴルフでラケットやクラブをにぎるときを思い浮かべてみてください。小指に力が入らなかったら包丁が安定せず具材がうまく切れません。ラケットやクラブは振った途端に手からスポッと抜けて、飛んでいってしまいます。**「小指に力を入れてにぎる」**ことではじめて安定し、固定する力が増すことがわかると思います。

足も同じです。小指に力を入れてにぎることができると、足全体や体のほかの部分が、足指という土台で力強く支えられていることが感じられると思います。

また、力強いグーができると、足の大切な「3つのアーチ」（↓104ページ）のうち内側と外側の2つの縦アーチをしっかりとつくることができます。

ところで、どうして足の小指が足全体や体と連動しているのか不思議ですよね。この連動には「筋膜《きんまく》」と「神経」が関わっています。

筋膜は足の小指を含め、全身の筋肉を覆っている1枚の膜です。ですから、**小指を動かそうとすると、筋膜や筋肉に引っ張られたほかの指や、足首なども自然と動くようになります。**これが連動の不思議を解き明かす理由の1つ目です。

2つ目の理由は「神経」です。神経は脳から足の小指の先まで木の枝のように、全身に張りめぐらされています。そして、小指を動かす筋の神経はほかの足の指の神経とつながっており、さらにふくらはぎへとつながっていきます。

小指が強くにぎれてよく動くということは、脳からの命令が足先までよく行き届いているということです。足の小指という脳からもっとも遠い部分にまで命令が行き届いているわけですから、**小指以外の指やふくらはぎ、太ももなどにもしっかりと指令が届き、筋肉を思い通りに動かせる**ということです。

つまり、**小指を強くにぎれるということは、「筋膜」と「神経」の2つの連動によって全身を自由自在に動かせる**ということです。これは、転んだり、つまずいたりしにくい体をつくるために重要です。

一方、小指が動かないということは連動がうまくいっておらず、動きの悪い部分があるので、転倒やケガにつながるおそれがあります。だからこそ、小指が強くにぎれて、器用に動くことが大切なのです。

足先から全身のつながり

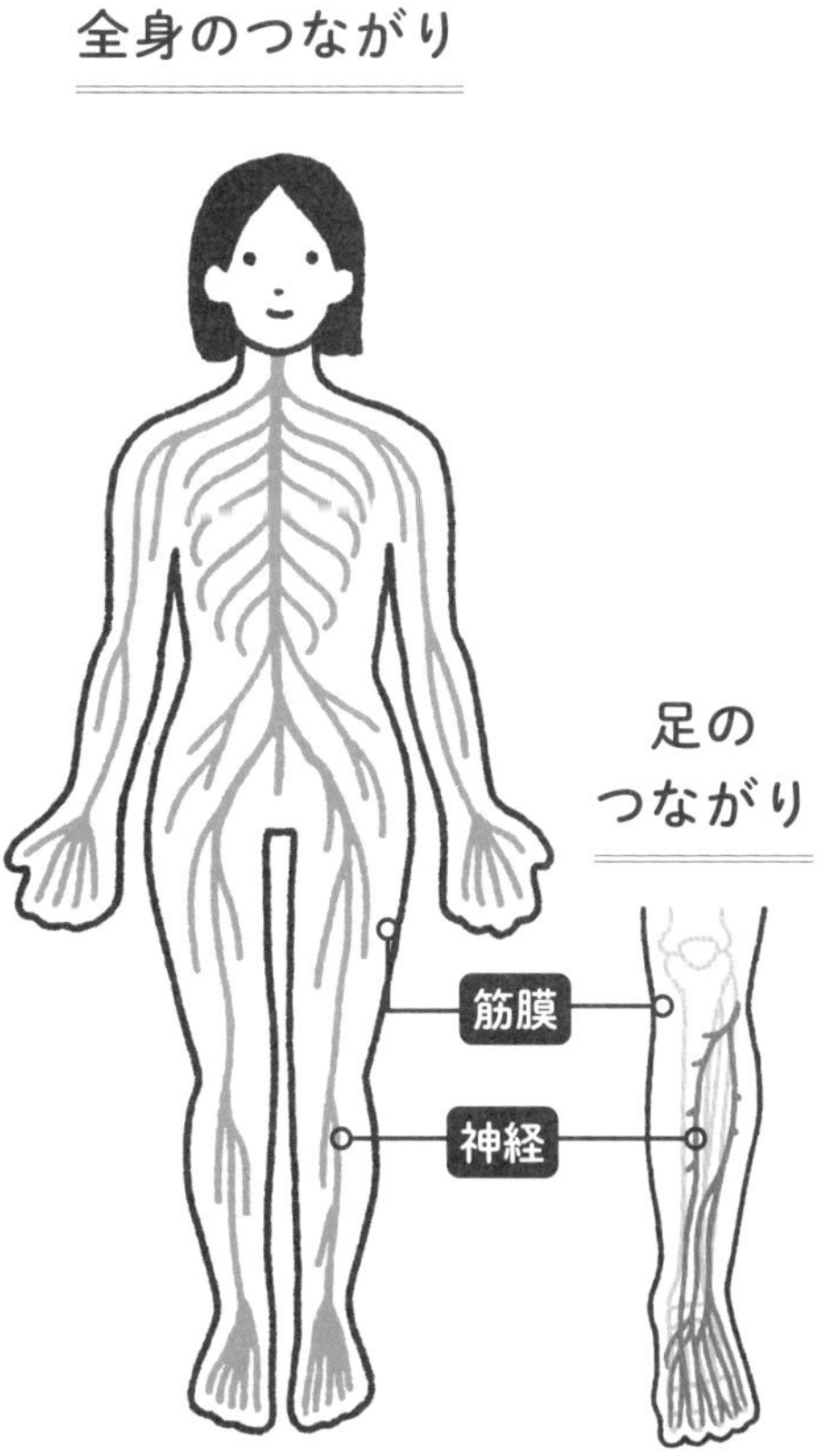

足の小指とほかの指、ふくらはぎ、太もも、腰など、筋膜と神経でつながった全身が連動して、どの部分も自由に動くことが理想。

足の小指は「第二の心臓」を動かすスイッチ

小指に秘められたすごい力はまだあります。みなさんは足にある**「第二の心臓」**のことを知っていますか。そうです、ふくらはぎです。足の小指を動かし、自在に動かせるようになれば、小指がスイッチとなってふくらはぎも動くようになります！

早速ですが、みなさん、右手でも左手でも結構ですから、腕まくりをして手の小指をにぎりながらグーパーしてみてください。ギューっと強くにぎると、手首とひじの間の前腕《ぜんわん》の筋肉が動いたり、盛り上がったりするのがわかると思います。

なぜ小指を動かしたら前腕まで動いたのかというと、先ほどお話しした「筋膜」と「神経」による連動です。同じように、**足の小指をギュッとにぎると連動によって「第二の心臓」であるふくらはぎの筋肉も動くのです。**

⋮足の小指を動かすとふくらはぎが動く

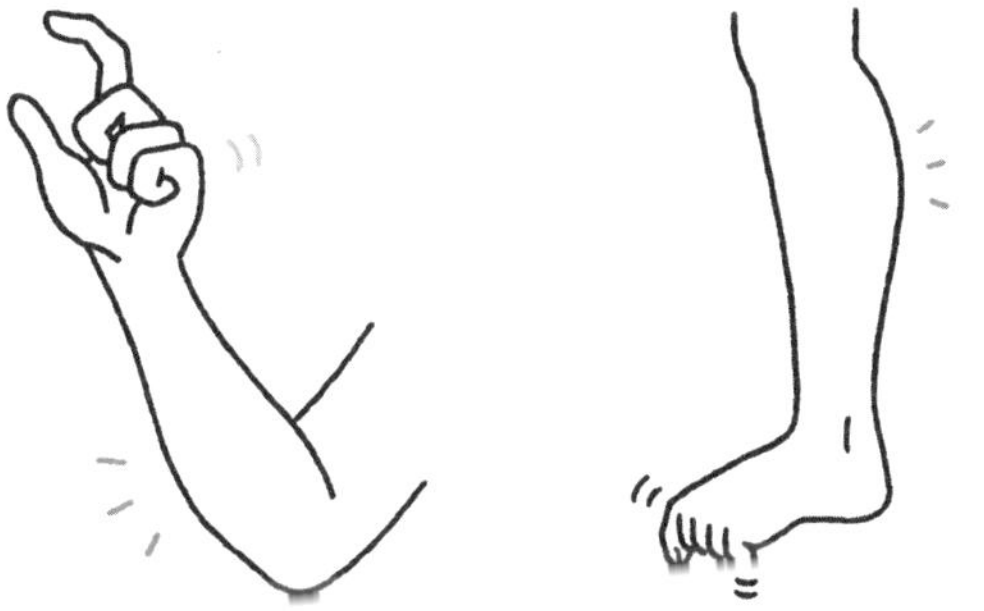

手の小指をグーパーすると前腕の筋肉が動くように、足の小指をしっかりグーパーするとふくらはぎの筋肉が連動して動く。

ふくらはぎが動き出せば、ポンプ機能によって足の先までスムーズに血液が流れるようになります。そうすれば、冷えやむくみが解消されて、足の重だるさや疲れも回復しやすくなります。

順番を間違えたらダメですよ。先にふくらはぎをもんだり鍛えたりしても、小指まで命令が行き届かず、足先まで連動できない体のままではいずれまた冷えたりむくんだりしてしまいます。

不調を遠ざけたいなら、まずは足の小指からです。よく動き、強くにぎれる小指を目指しましょう！

何十年も「足の小指育て」をサボっていませんか？

私たちが一生自力で歩き、全身をよく動かし、毎日をいきいきと過ごすには、足の小指のはたらきが欠かせないことがわかってきました。ここで少し、日々の暮らしの中での「足の小指」のことを思い浮かべてみてください。

あなたは今日、足の小指に触りましたか？　それどころか意識すらしていなかったという方もいるかもしれません。

あなたは、生まれてからこれまでの間に、「手の指」には成長にあわせて箸を持ったり、文字を書いたりと、たくさんのことを少しずつ教えてきたと思います。

それに比べて「足の指」はどうでしょう。何かを特別に教えて成長を見守ることをしたことがあるでしょうか。おそらく靴下をはいて、靴をはくことを覚えたら、あとはほったらかし。何十年も意識すらしないまま、今に至っていませんか。

親が子どもを何十年もほったらかしにするなんてあり得ませんが、それと同じ扱いを受けているのが足の指、とくに小指です。今まで動かす訓練をしてこなかったわけですから、グーもパーもできない不器用な指に育ってしまうのは仕方がないのです。

ただし、足の指だって忘れずに毎日かまって使い続けていれば、少しずつ手の指と同じように動かせるようになります。実際、人間も赤ちゃんのうちは足の指で器用に物をつかんだりすることができます。成長過程で鍛えてもらえなかったから不器用に育ってしまっただけで、本来の足指は自由自在に動く力を秘めているのです！

足の指を育てずにほったらかしにするなんてもったいない。足の小指が動いて、しっかりと開いたりにぎれたりすれば、これまでお話ししたように、ふらついても踏ん張ることができ、ふくらはぎや、それ以外の筋肉も連動して動かせるようになります。**足の指の中でも一番不器用な小指を育てて自在に動かせるようにするということは、全身をしなやかにコントロールすることにつながります。**

足の小指を放置せず育てよう！

足の小指を放置すると…

不器用で、いざというときに動けない

▼

足の小指を育てると…

歩行が安定し、全身の不調がやわらぐ！

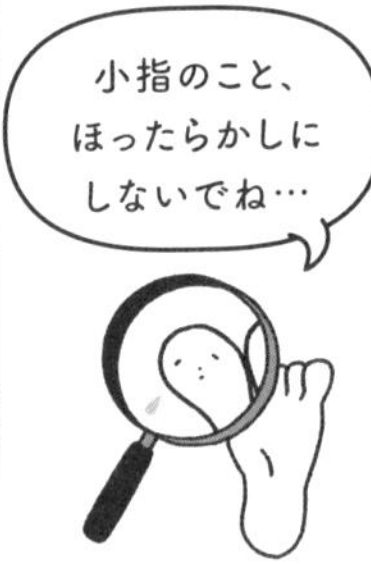

足の小指や全身を器用に動かすことができれば、足の筋肉をやわらかく使って歩いて、ひざや股関節などへの衝撃をやわらげたり、しっかり足を上げて段差をつまずかずに乗り越えたりすることができます。そうすれば、現在感じている痛みなどの不調の改善や、転倒予防につながります。

せっかく今日という日に小指を意識するきっかけができたのです。**まずは毎日小指を意識して、触ってあげてください。触ったらその刺激が脳に伝わり、脳からの命令も小指に伝わりやすくなります。**さあ、今から足指育てを一緒に始めましょう！

意外な足のトラブルが全身の不調の原因だった！

足の小指は全身を支える縁の下の力持ちです。では、足の指でしっかりとグーパーができない場合、また、外反母趾《がいはんぼし》（↓167ページ）などの足の変形がある場合は、体にどのような影響が出てくるのでしょうか。

パーができないと肩こり、首こり、頭痛になりやすい

「足指元気度チェック」や、「足づかみセラピー」で実際にパーをしてみて、足の小指が開かなかったという方もいたと思います。この「小指が開かない」状態が続くとどんなことが起こると思いますか？　意外に思うかもしれませんが、**足の指でパーができないと頭痛の原因になる**ことがあります。

私たちの体のてっぺんにある頭は、重さが4～5kgもあります。足指の下から支えるはたらきがおとろえると、体のてっぺんにボウリングの球のように重たい頭をのせたまま上手にバランスをとることは困難です。

では、いったいどうやって転んだりふらついたりしないようにバランスを保つかというと、首の筋肉で支えているのです。そのため、細い首に大きな負荷がかかり、首や肩の筋肉がこわばり、循環が悪くなり、頭痛を引き起こしやすくなります。

グーができないと冷えやむくみにつながる

では「グー」ができない、つまり小指をしっかりとにぎれない場合はどうでしょうか。足の指を強くにぎれず、うまく動かせないと、足先の毛細血管が使われなくなって退化してしまいます。すると栄養や温かい血液が届きません。**そのため、体が冷えたり、小指のつめが育たずに小さくなったりします。**また、足先の老廃物の回収も滞《とどこお》るため、**むくみが出る**こともあるでしょう。

足の変形が全身の骨のずれを招く

外反母趾や浮き指（→170ページ）などの足指の変形がある場合はどうでしょうか。全身の骨や関節は、本来は、**ブロックのようにかっちりと、足、ひざ、股関節と正しい位置で配列**されています。**足指の形がゆがんでいるということは、それに連動して全身の骨が本来あるべき正しい位置からずれていく**ということです。ずれたブロックの上にさらにブロックを積み上げるように、骨の配列がずれたまま、無理矢理にひざや股関節、背骨をつなげた状態になっています。

このような体で毎日歩き続けたらどうなると思いますか？　**歩行時の地面からの衝撃がうまく吸収できず、負荷となって、ひざ、股関節、背骨、肩や首などの関節に積み重なり、やがてそれらの関節の変形や痛みなどを招く**ことにつながるでしょう。

このように小さな足指のトラブルが原因となり、全身におよぶことがあるので、毎日足指と向き合い、手当てをすることが大事なのです。

⋮足指のゆがみが全身の不調を生む

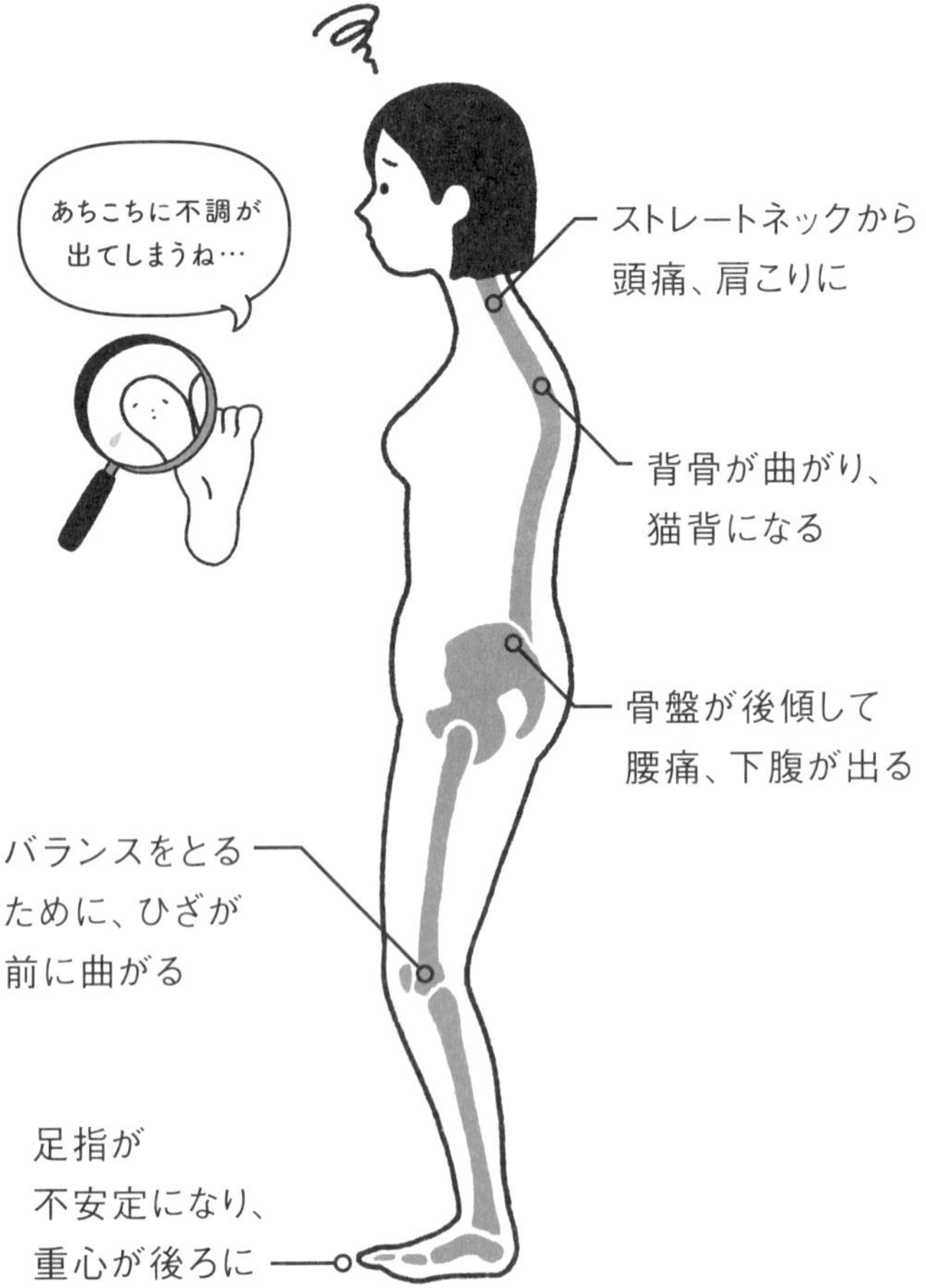
あちこちに不調が
出てしまうね…
ストレートネックから
頭痛、肩こりに
背骨が曲がり、
猫背になる
骨盤が後傾して
腰痛、下腹が出る
バランスをとる
ために、ひざが
前に曲がる
足指が
不安定になり、
重心が後ろに

足の指の変形やゆがみが、リレーのように下半身から上半身までゆがませ、あらゆる不調の原因になる。

靴とフローリングの生活で、日本人の足指が動かなくなった

私たちの小指が不器用になった理由として、「足の小指育て」をサボっていたことが挙げられると先ほどお伝えしました。それに加えて、私はもう1つ原因があると考えています。それは、**生活様式の変化**です。

うんと昔、靴も自動車もない不便な時代のことを考えてみましょう。かごや馬などの移動手段は一部の人しか使えませんでしたから、多くの人はどんなに遠いところでも徒歩で行くしかありません。しかも、丈夫な靴はなく、わらじかはだしが基本です。また、かつては家事や農作業が生活の中心で、多くの人が日頃から体を動かしていました。**生きることは歩くことであり、丈夫な足が生活の要だった**のです。

また、江戸時代には飛脚という徒歩で荷物を運ぶ仕事をする人がいました。驚異的

な脚力を持ち、荷物を担いだ状態で1時間に平均9㎞も走ったといわれています。

飛脚はとくにすばらしい脚力を持っていましたが、当時はきっと多くの人が健脚だったと思います。自分の「足」が移動手段だったからこそ、当時の人々は日頃から自然と、たくさん歩いても疲れにくく、ケガや不調が起きにくい足の使い方をしていたに違いありません。

それに比べて現代を生きる私たちはどうでしょうか。デスクワークをしたり、ソファに座ってテレビを見たり、座って過ごす時間が一日の大半を占めていますし、通勤や買い物の移動手段は電車かマイカーです。**ジムに通ったり、ウォーキングをしたりしないとほとんど体を動かさないため、すっかり脚力が弱っている方も少なくないでしょう。**

また、明治時代以降、日本人の生活は、畳とはだしからフローリングと靴の生活に変わりました。仕事などで外にいる時間は靴をはいているため、ほとんど足を動かすことができません。骨折をしたとき、ギプスをはめるとたった1週間で筋力が数十パー

生活様式と足指の変化

昔の生活は…

**わらじかはだしで
よく歩き、脚力が強い。
家事や農作業で全身を使う**

▼

今の生活は…

**体を動かす機会が減り、
歩くときも靴をはくため
足指が動かない**

セントも低下するといわれています。靴をはいて足指を動かさない時間がこれまでの数十年間、積もり積もってきた私たちの足は、**ギプスをはめたときのように筋力が低下している**に違いありません。

家の中でもスリッパをはくため足裏への刺激はすっかり減り、ぞうきんがけなどの掃除でしゃがんだりつま先立ちをしたりする動作や、和式便所で用を足すときのように足指を使って踏ん張る動作もほとんどありません。便利で快適な生活様式が、私たちの足指を動かなくしてしまったのではないかと私は思っています。

「ロボットの体」になっていませんか？

みなさんはご自分の体を動かす筋肉がいくつあるかご存じですか。答えは約４００個です。なかでも、自在に動かすのが難しく、一番不器用なのが小指ではないかなと私は思っています。

だから、一番不器用な小指を大事に育てて、脳からの指令がスムーズに伝わるようになったら、きっとほかの４００個の筋肉だって思い通りに動かせるはずだと考えています。

そう思い至ったきっかけが、私が10年ほど研究して自らも励んでいた「古武術」にあります。ある日、武術をもとにした身体技法を研究しておられる甲野《こうの》善紀《よしのり》さんと手合わせをし、実際に体に触れる機会に恵まれました。

甲野さんの体に触れて驚きました。私より小柄な方で、力を入れているようにはまったく見えないのに、手合わせをすると私のほうが簡単に負けてしまうのです。

そのときに、全身の400個の筋肉を1つ残らず自分の意志で、自由自在に動かしたときの体の動きは、これに近いものなのではないだろうかと思い至りました。

その気づきを得てから、武術やスポーツの映像を見たり、実際に施術を通してアスリートの体に触れたりしながら、甲野さんのような武術の達人の技の切れ、体操の選手、さらに動物の動作の美しさを支えるものは何かを考え続けてきました。そしてその答えの1つが**「全身を足先まで器用に動かせること」**だと気づきました。

世界で活躍する一流のアスリートも一般の人も、体にある筋肉は等しく約400個です。違うのは、それらの筋肉を自分の意志で思い通りに動かせるかどうか、つまり**脳からの「動け」という命令を足の指の先までしっかり行き届かせることができるかどうか**です。

ロボットとアスリートの体

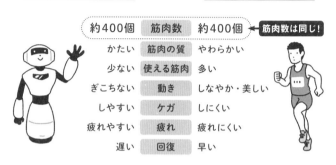

ロボットのような体		一流アスリートの体
約400個	筋肉数	約400個 ←筋肉数は同じ!
かたい	筋肉の質	やわらかい
少ない	使える筋肉	多い
ぎこちない	動き	しなやか・美しい
しやすい	ケガ	しにくい
疲れやすい	疲れ	疲れにくい
遅い	回復	早い

筋肉がうまく動かず、
しなやかに動けない。

すべての筋肉を
自在に動かす。

せっかく同じ数の筋肉を持っていても、自由に使いこなせる筋肉の数が少なければまるでロボットのようにぎこちない動きになってしまいます。そうすると、ふらついたり転んだり、どこかを痛めたりしてしまいます。筋肉の動きが悪ければ血流も滞るのでむくんで冷え、疲れも取れづらくなります。

ですから、もし現在スムーズに動かせる筋肉が２００個なら、それを２５０個、３００個と増やし、しなやかに動く体づくりをしていきましょう。そのために大事なのが、どの筋肉よりも不器用な足の小指を動かす筋肉を鍛えることなのです。

筋トレをする前にまず足指を鍛えよう

ロボットみたいにぎこちない動きしかできない筋肉を目覚めさせ、全身の４００個の筋肉がしなやかに動くようにするためにも、足の小指をしっかりと動かすことが大事だとわかりました。

バレリーナのように、または、フィギュアスケートの選手のように、しなやかに動く体って素敵ですよね。あんなふうに美しく動けるようになりたいと誰もがあこがれます。でも、あせりは禁物ですよ！

これまでにも、全身の動きをよくして痛みやしびれなどの不調を改善するためには「足指も忘れずに」と何度も申し上げてきましたが、ここでは改めて、「全身の筋肉を鍛えるのも大事だけど、その前にまずは足指を見直すことが大事」ということをお伝えしたいと思います。

あまり耳慣れない言葉かもしれませんが**「アライメント」**という言葉を知っていますか？

アライメントとは**骨の配列**のことです。アライメントが整っているということは、骨が本来あるべき正しい位置にあるということです。ブロックがきれいにはまった状態で積み上がっているイメージです。

足指のゆがみが、ひざや腰、肩や首の骨まで連動してゆがませてしまうしくみについてはすでにお話ししました。じつは、**筋肉を鍛え、育てるためにも、体の骨が本来あるべき正しい位置にあること、つまりアライメントが整っていることがとても重要**なのです。

これまでにも何度も思い浮かべていただいた、家と体のイメージをもう一度思い出してください。

アライメントを正さずに筋力強化をするのは、曲がったり、ずれたりした鉄骨にそのままコンクリートを塗りつけて家を建てるようなものです。できあがった家は、柱も外壁も不安定な状態で積み上がっているので、ちょっとした衝撃を受けただけで倒壊してしまいます。

つまり、**骨の配列が正しい状態になければ、せっかく筋肉をつけても、かえってケガや不調を招きかねない**ということです。そのため、「健康のために運動をしよう！」とがんばったのにかえって体の一部に痛みが出てしまった、または、毎日筋トレを続けているのにスポーツがなかなか上達しないし、ケガをしやすい……といったことが起きるのです。

では、鉄骨のずれをどうすればよいのかというと、もうみなさんはご存じですよね。そうです！　地面の下にある日立たない地盤からしっかりと整え、ずれた鉄骨を正しい位置に組み直すこと。つまり、足指を鍛え、動きを取り戻し、足のゆがみを改善することです。

まずはブロックを1個ずつかっちりとはめるように、足の小指を整えるところから始めます。ブロックが正しい位置にはまったら、そこではじめて、その正しい位置を覚えこませるために筋肉をつけていきます。

1歩ずつコツコツと、全身に必要な筋肉がついた、よく動くしなやかな体づくりをしていきましょう！

第4章

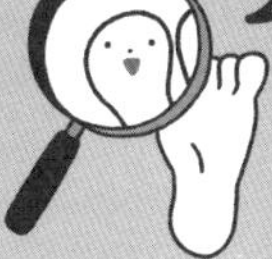

あなたの足は大丈夫？元気に歩ける足の条件

足には全身の4分の1の骨が集まっている

日々の買い物や愛犬を連れてのお散歩ができるのも、友人と旅行に出かけ、かわいい孫と一緒に遊べるのも、しっかりと大地を踏みしめて、転ぶことなく歩ける足のおかげです。

こうして毎日、当たり前のように私たちを行きたいところへ連れていってくれて、日々をいきいきと過ごす源となってくれている「足」のことを、みなさんはどのくらい知っていますか？　あまり知らないという方も多いのではないでしょうか。

じつは**足（足首から足先）には、成人の体全体にある骨の4分の1が集まっています。**

体全体の骨の数がおよそ200個であるのに対して、足首から足先の骨の数は両足で

52個にのぼります。胴体よりもずっと細く短い部分に、全身の25%もの骨がギュッと集まっているのです。

骨が多いということは、足にはそのぶん、多くの筋肉もあるということになります。ひざ下から足の裏までつながる筋肉は両足で48個もあります。「足」には、私たちが思った以上に多くの骨や筋肉が集まっていることがわかりますね。そして、**骨や筋肉の数が多いということは、多くの部品からつくられていて精密な動きをする機械と同じように、器用に、複雑に動くことができる**ということです。そして、そのくらい体の中で大切なところということでもあります。

では、もし、足の形やはたらきの一部に何らかの変調があらわれたらどうなってしまうのでしょうか。精密機械の1つの部品に不具合が生じたらきちんと動かなくなるのと同じように、その影響は全身におよびます。だからこそ、本来あるべき「理想の足」の形を知り、不調を見つけたら早めにケアすることが大事なのです。

「理想の足の形」をチェック！

足が思った以上に多くのパーツでできていることはわかりました。では、本来あるべき足の理想的な形とはどのようなものなのでしょうか。これから「理想の足」のポイントをお伝えするので、一緒にセルフチェックをしてみましょう。

チェックに必要なものは全身が映る鏡のみです。もし全身が映る鏡がない場合には、家族やお友だちとお互いにチェックしあってみてくださいね。準備が整ったら、靴下を脱いではだしになってください。はだしになるのは、足の形や色をすみずみまでよく観察し、足をよく動かすためです。

さあ、まずは足を上から見てチェックしましょう。椅子に腰かけるか、床の上に足を投げ出して座ってください。

足の指から見ていきます。チェックポイントは2つです。まず、足をリラックスさせてください。このとき、**足指がほどよく開いている**ことがポイントの1つ目です。目安は、手の指をリラックスした状態でテーブルの上にのせているときに、自然と指が開いているような感じです。

2つ目は**立ったときに5本の足指がしっかりと地面について、足の指の腹が浮いていない**ことです。床と指の間にチラシなどの紙を通して、もし紙がすっと通ってしまう場合は指が浮いた「浮き指」になっています。足指が曲がってかたまったり、外側に寝たりせず、のびていることも大切です。

続けて、足のつめを見てください。**つめが足指に比べて小さすぎたり、なくなったりすることなく、指先がしっかりとつめで覆われている**ことがポイントです。つめにほどよい厚みがあるとよいでしょう。

仕上げに足の甲全体を眺めてみましょう。チェックポイントは2つあります。**むくみがなく、足指のつけ根から足首に向けてうっすら筋が浮き出て見える**こと。もう1

理想の足の形

足の甲

足指の先が浮かず、曲がっていない

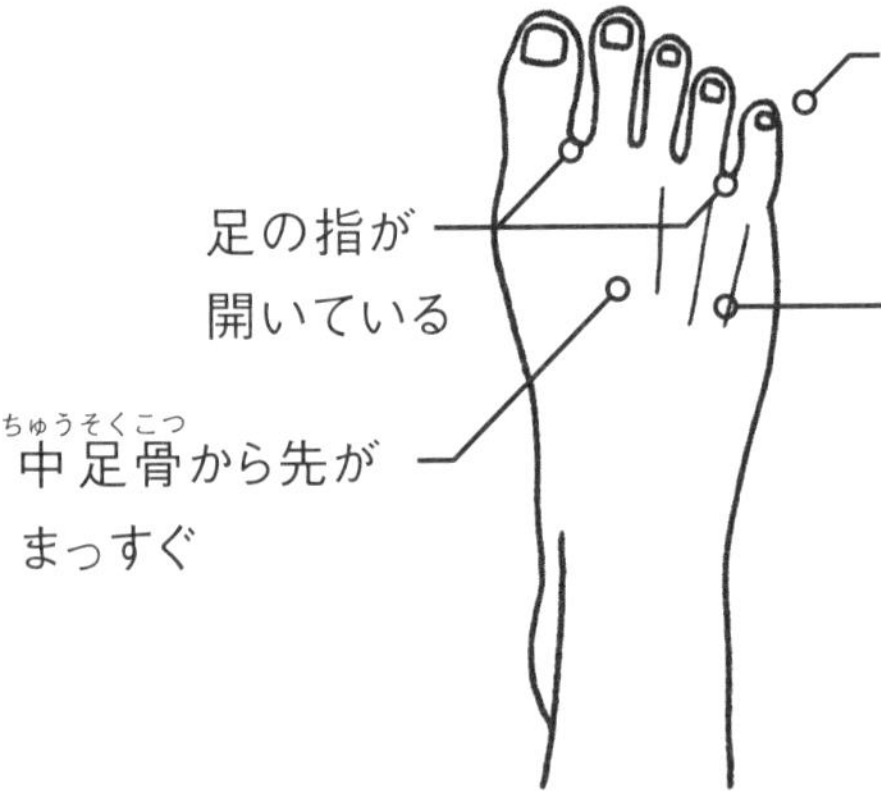

つめが小さくなく
上を向いている
足の指が
開いている
むくみがなく
筋が浮き出て
見える
中足骨《ちゅうそくこつ》から先が
まっすぐ

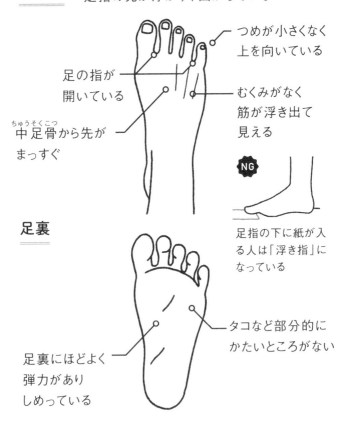

NG

足指の下に紙が入る人は「浮き指」になっている

足裏

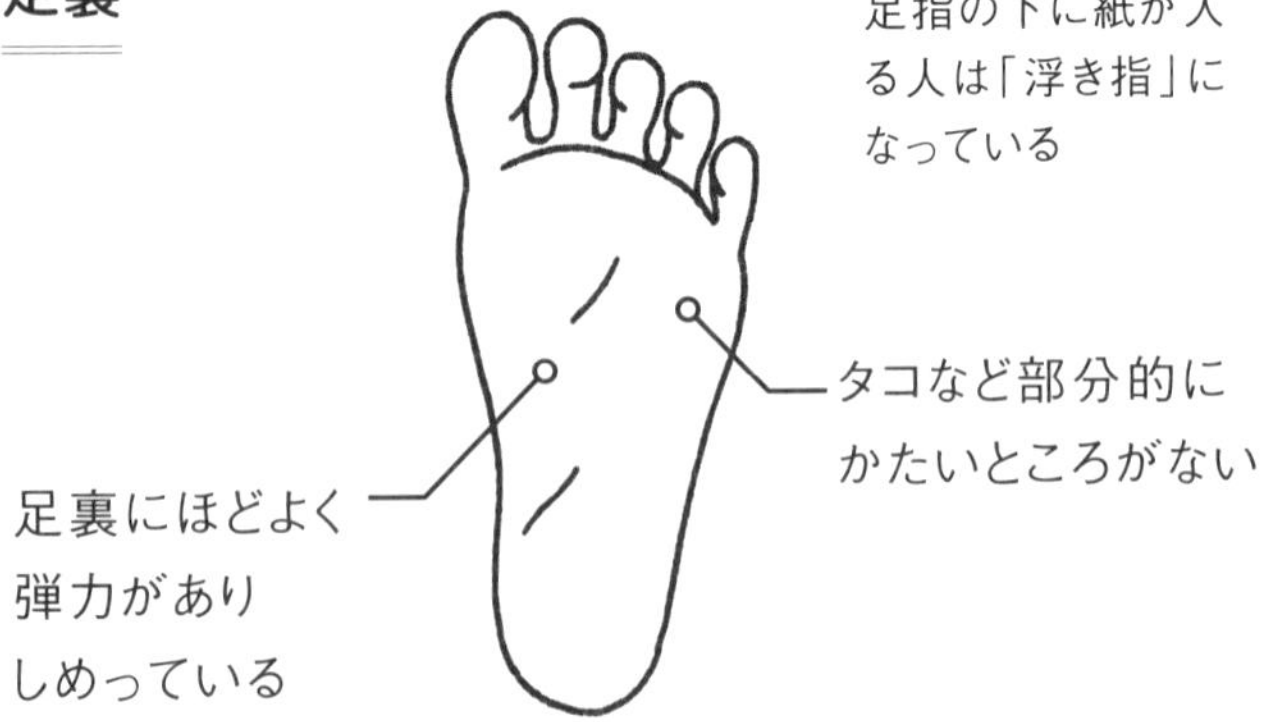

タコなど部分的に
かたいところがない
足裏にほどよく
弾力があり
しめっている

足の指が曲がったりせず、開き気味で、外反母趾《がいはんぼし》や浮き指、タコなどがないのが理想的な足の形。

つは**中足骨（足の甲の前半分にある骨）から足指がまっすぐ前にのびている**ことを確認してください。外反母趾などの変形がないのが理想です。

次に足の裏を見ていきますよ。片方の太ももの上に、もう片方の足をのせて足裏を見てみてください。チェックポイントは２つです。１つ目は**足裏全体にほどよく弾力があり、しめっている**ことです。２つ目は、**タコなど一部だけかたくなったところがない**ことです。

最後に足を横から見てみましょう。ここでチェックするのは**「３つのアーチ」**です。私たちの足には、**親指とかかとを結ぶ「内側の縦アーチ」、小指とかかとを結ぶ「外側の縦アーチ」、そして親指のつけ根と小指のつけ根を結ぶ「横のアーチ」という３つのアーチ**があります。これら３つのアーチがつぶれたりせずに山なりに曲線を描いていることがポイントです。

理想の足の「3つのアーチ」

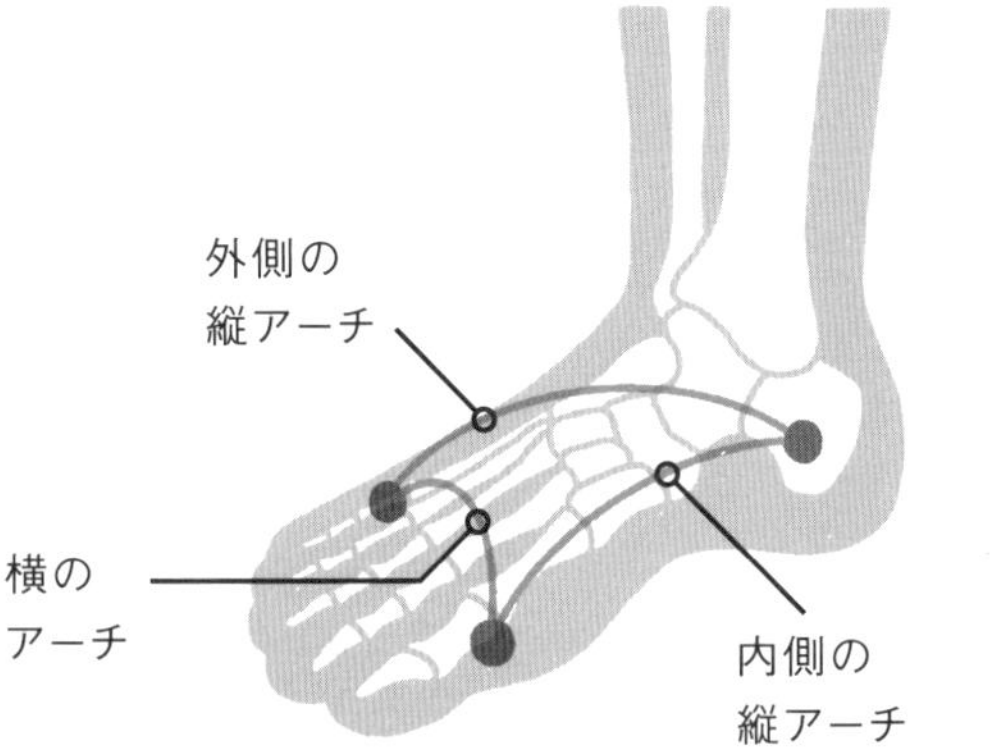

3つのアーチがつぶれたり広がったりしていない

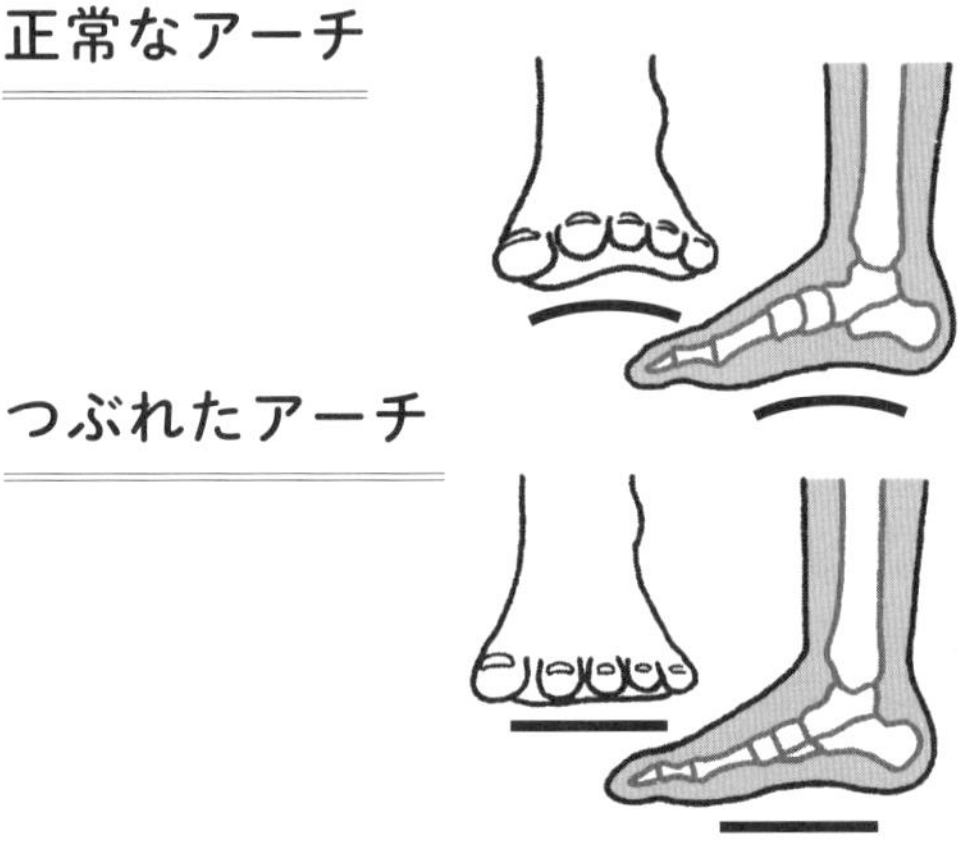

土踏まずがつぶれた扁平足《へんぺいそく》や、中足骨が広がった開張足《かいちょうそく》や外反母趾がある場合は、アーチがつぶれている証拠。

足がこんな形になっていたら要注意！

何十年も一緒に過ごしてきた「足」と改めて向きあってみていかがでしたか？「理想の足と同じ形だった！」という方がいる一方で、「今までふつうの足だと思っていたけれど、理想の形とはなんだか違うかも……」という方もいるでしょう。なかには「よくわからなかった」という方もいるかもしれませんね。

そこで、今度は**体に何らかの不調をもたらすおそれがある「足の形のＮＧ例」**をお見せしたいと思います。

足のトラブルはさまざまありますが、とくに、足に次のような点があったら、体にもなんらかの不調が出ている可能性があります。１０７ページの写真を見て、ご自身の足にも同じ症状があるようなら、第６章の該当するページを見てみてください。

- **外反母趾や内反小趾《ないはんしょうし》がある**　↓足の横アーチがつぶれて、足指がつけ根から曲がって変形しています。
- **後ろから見たときにかかととアキレス腱《けん》の中心がずれている**（外反扁平足《がいはんへんぺいそく》）　↓足のアーチがつぶれたことが原因でゆがみが生じています。
- **足指が浮いており床に接していない**（**浮き指**）　↓足指のつけ根部分の関節が反っているために起こります。浮き指のチェック方法は１０２ページを参照してください。
- **足指が重なっている**　↓浮き指がさらにひどくなって足の指同士が重なってしまっています。
- **むくみがある**　↓足の指でグーやパーができないことで、足先の循環が悪くなってむくみが生じています。冷えも生じていることが多いです。
- **足指のつけ根やかかとなど一部分にタコがある**　↓足の一部分に体重がかかりすぎているため、その部分にタコができています（足裏のタコと不調の関係は１５７ページを参照）。

こんな足は要注意！

外反母趾（→167ページ）

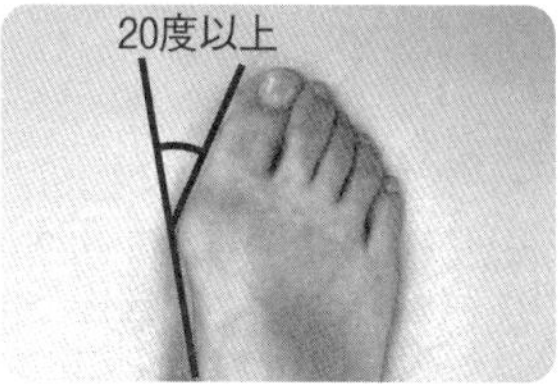

内反小趾（→168ページ）

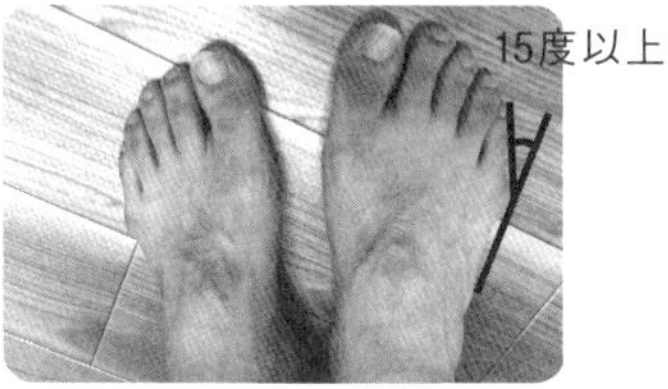

外反扁平足（→169ページ）

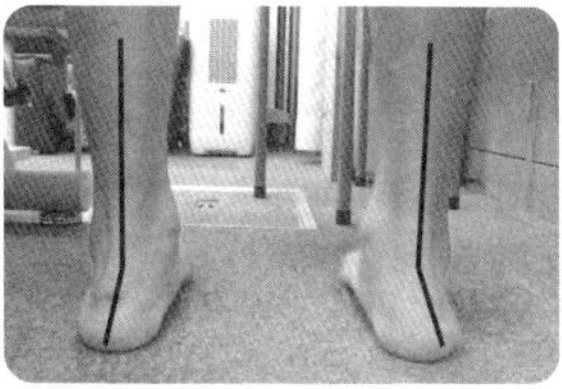

浮き指（→170ページ）

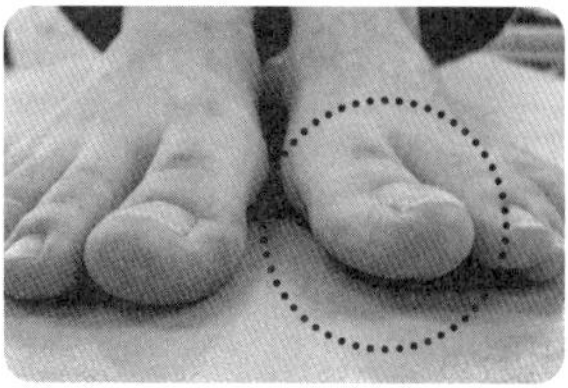

指の重なり（→172ページ）

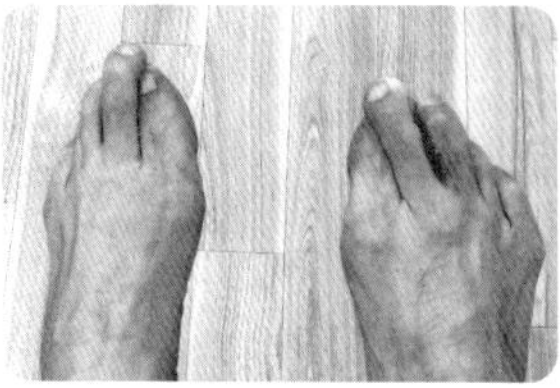

むくみ（→173ページ）

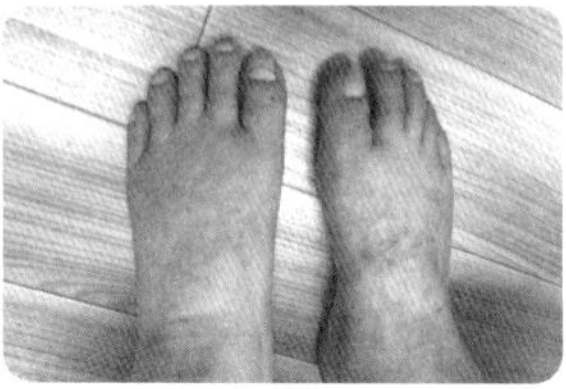

足指の運動不足やあわない靴、足の3つのアーチがつぶれることなどが原因で、足の指が変形。全身の不調につながりやすい。

NGの例と、ご自身の足を見比べてみていかがでしたか？

もし自分の足がNGの例に当てはまったとしても、どうか落ち込んだり、がっかりしたりしないでください。

なぜなら、足づかみセラピーをして、靴の選び方や歩き方など毎日の生活習慣に気をつければ「理想の足」は取り戻せるからです。それに、今日のチェックを通して、自分の足のどこがよくないのか知ることができたのは、足づかみセラピーを始める絶好のチャンスを手に入れたともいえますよね。

さあ、前向きな気持ちで足指に向きあい、今日からトレーニングを始めましょう！

トラブル知らずで一生歩くための「足の6つの動き」

足の「形」がわかってきたところで、次に着目したいのが足の「動き」です。先ほど足には体全体の4分の1もの骨が集まっていて、精密なはたらきをするとお伝えしました。では、理想的な足とは、本来、どのように動き、はたらくものなのでしょうか。そして、あなたの足は本来あるべき機能を保ち、その力を十分に発揮することができているのでしょうか。

これからみなさんに理想的な**「足の6つの動き」**をお教えします。これら6つの動きは、あなたの足が本来あるべき機能を保っていたらできるはずです。「足指元気度チェック」（↓27～30ページ）で行ったものもありますが、改めて、できるかどうかチェックしてみてください。ただし、足に痛みや腫れ、熱感、赤みなどがある場合は

足の6つの動きをチェック！

❶足指のグー、パー、チョキ（→28～29ページ）

力を入れて足指をにぎり、グーの形にできる。小指と親指を開いたパーができる。親指とほかの指をしっかり離してチョキができる。

❷かかと立ち（→30ページ）

かかとを床につけた状態で、手のこぶし1つ分くらいつま先が上がる。その状態で10秒間キープできる。

❸つま先立ち（→30ページ）

足の指のつけ根からすねまでがまっすぐ一直線になるようにつま先立ちができる。その状態で10秒間キープできる。

❹足首回し

椅子に座ってひざをのばした状態で、時計回り、反時計回りのどちらも同じくらいスムーズに足首を回すことができる。

❺足首の曲げのばし

床に座ってひざをのばした状態で、足首をまっすぐに180度のばすことができ、上に90度以上曲げることもできる。

❻足指ピアノ（→59ページ）

かかとを床につけた状態で、親指だけ、小指だけで交互に床にタッチできる。

無理をしないようにしてくださいね。

どうでしょうか。足はよく動きましたか？

これらの動きがスムーズにできると、ふらつかずに歩いたり、踏ん張ったり、一部の骨や筋肉に必要以上に負荷をかけることなく、長い時間歩くこともできます。段差に不安を感じることなく階段の上り下りもできるようになりますし、布団の上など足元が不安定な場所で転ぶことも減ります。気になる足のトラブルがある方も、足がよく動くようになると、トラブルが改善しやすくなります。

けれど、うまく動かせなかったという方も、心配しなくて大丈夫です。足の動きもトレーニングや日々の心がけで改善します。できない動きがあったとしても、**毎日、気がついたときに動かす**ようにしてもらうと、だんだんできるようになってきます。

あせらずコツコツとトレーニングを続けましょう。

「足の教育」をサボると60～70代でツケがくる

ご自身の足を見つめ直し、形や動きをチェックしてみて、いかがでしたか。理想の形や動きとは違っていて、がっかりした方がいるかもしれません。

また、トレーニングをしたら理想の足に近づけるとはいえ「トレーニングなんて面倒」「今まで何十年もこの足とつきあってきたけど、とくに不便はないから面倒なトレーニングはしたくない」と思う方もいるかもしれません。

でも、どうか理想の足を手に入れることができるこの機会を手放さないでください。**「足の教育」をサボると、そのツケはあとでやってきます。**なぜなら、ほうっておけば年齢とともに全身の筋肉量が減り、血管も老化するからです。60～70代を迎える頃には、足をはじめとする全身の筋力と機能がおとろえ、不調が出やすくなり、体を思うように動かせなくなってきます。

たとえば近所の公園でひざがO脚気味に開いた姿勢でぎこちない歩き方をしているおじいちゃんや、背中が曲がってうつむき加減になりながらカートを押して商店街を歩いているおばあちゃんを見たことがありませんか。

足の変形に気がつかず、「足の教育」をサボっていたら、あなたの足も次第に形が変わって、歩き方がぎこちなくなってしまうかもしれません。それだけでなく、痛みやしびれ、冷えやむくみもひどくなるかもしれません。

足と向き合った今日が、足を教育し直す絶好の機会です！ 今日から、足に正しい形と動きを教えてあげましょう。

「足の教育」をすれば、足の形や動きがよくなるだけでなく、歩行時や歩行後の疲れを感じにくくなりますし、転倒しづらくなります。

足が元気に動き出せば、減少していた足先の毛細血管が再び増え始め、足指へも十分な血液が行き渡るようになり、つらい足先の冷え、むくみなども改善しやすくなり

ます。

それに、もし万が一、転んでしまって一時的に寝たきりになったとしても、「足の教育」がしっかりできていれば、再び歩けるようになる可能性が高いです。

さあ、将来の自分のために健康な体をプレゼントするような気持ちで、一緒に足指を鍛えましょう！

第5章

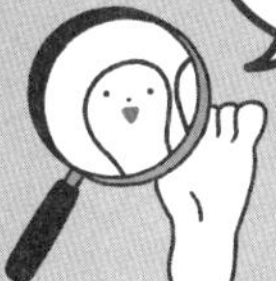

足の小指を鍛える毎日の習慣

足指を鍛える「習慣づくり」ができれば何歳からでも変われる！

ここまでお読みになったみなさんは、足指の大切さを知って、足の形を整え、足指が器用に動くように鍛えて、体の不調を取り除きたいと願っている方たちだと思います。もちろん、私は本書を通してそんなみなさんのことを全力でサポートします。

ところで、ここでみなさんに1つ心に留めておいてほしいことがあるのです。それは、**足指を意識する習慣づくりを通して、1分、1時間、1日、1週間、1か月、1年と足指に向きあう時間を積み重ねていくことが大切**だということです。

だって、みなさんよく考えてみてください。これまで、1日のうち、どのくらいの時間を足指に意識を向けることにあててきましたか？　お風呂で足の指を洗う、靴や靴下をはく、つめを切るなど、足の指に触る時間は1日に5分もないのではないでしょうか。それ以外に足の指を使うことなど、ほとんど思いつかなかったのではないでしょうか。今まで何十年も、それが当たり前だったたと思います。

一方の手の指は、生まれてからまずクレヨンやスプーンをにぎることを教えられ、やがて文字や絵をかくことを覚えるでしょう。人によっては楽器を習ったり球技に打ち込んだりして、さらに手指の動きに磨きをかけているかもしれません。こうして手指は毎日使われて、長い時間をかけて器用に動くように教育されてきました。

それに比べて、足の指は今までほったらかしにされていたのですから、大人になってから教育を始めたからといって、すぐに手のように動けるようにはなりません。

ですからあせらず、**毎日コツコツ、お風呂に入ったときや、仕事や家事の合間に少しずつでもいいから足の指を触って動かす時間を持つ**ことが大切です。次のページからご紹介する「ながらエクササイズ」もおすすめです。

短期間にがんばって鍛えるよりも、「習慣づくり」をするほうが体に大きな影響を与えることができます。習慣づくりさえできれば、人は何歳からでも変われます。

小指を動かす！ながらエクササイズ

足指に向き合う時間を増やすために、気が向いたときに「ながらエクササイズ」をしましょう！

回数は気にしなくてOK！

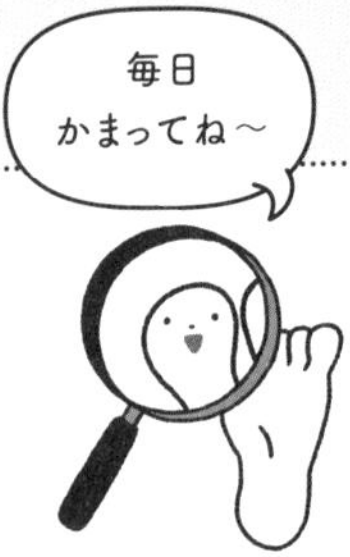

足をグーにして床に押しつける

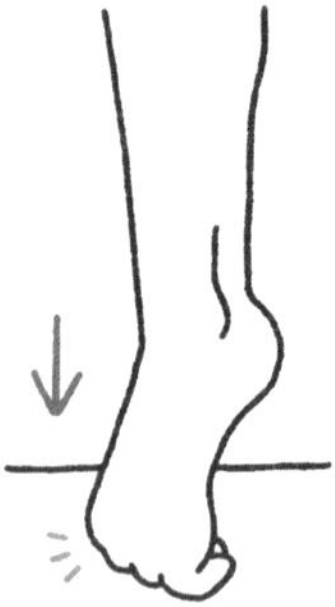

料理や歯磨きの合間などに、足をグーにして床に軽く押しつけ、小指を中心とした足指にグーの形を覚えさせましょう。

つねに足をごそごそと動かす

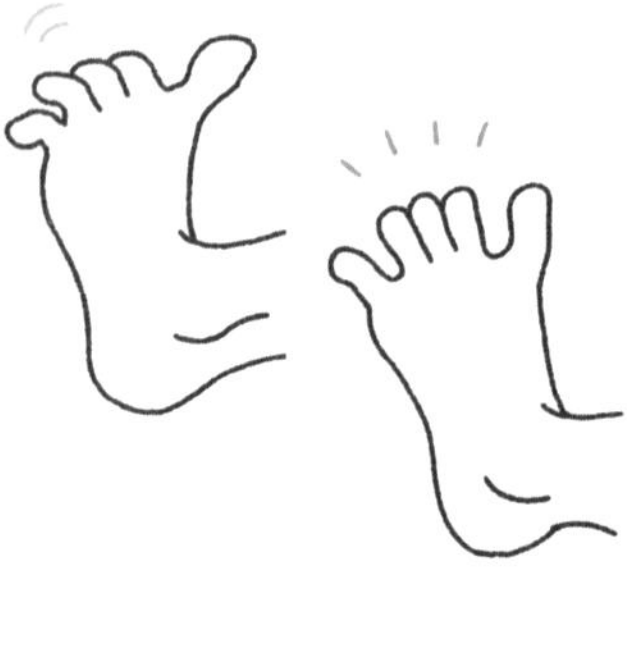

机の下でごそごそ、靴の中でごそごそ。どんな動きでもかまいません。こまめに足指、とくに小指を動かして、血液の循環をよくしましょう。

手と足でじゃんけんをする

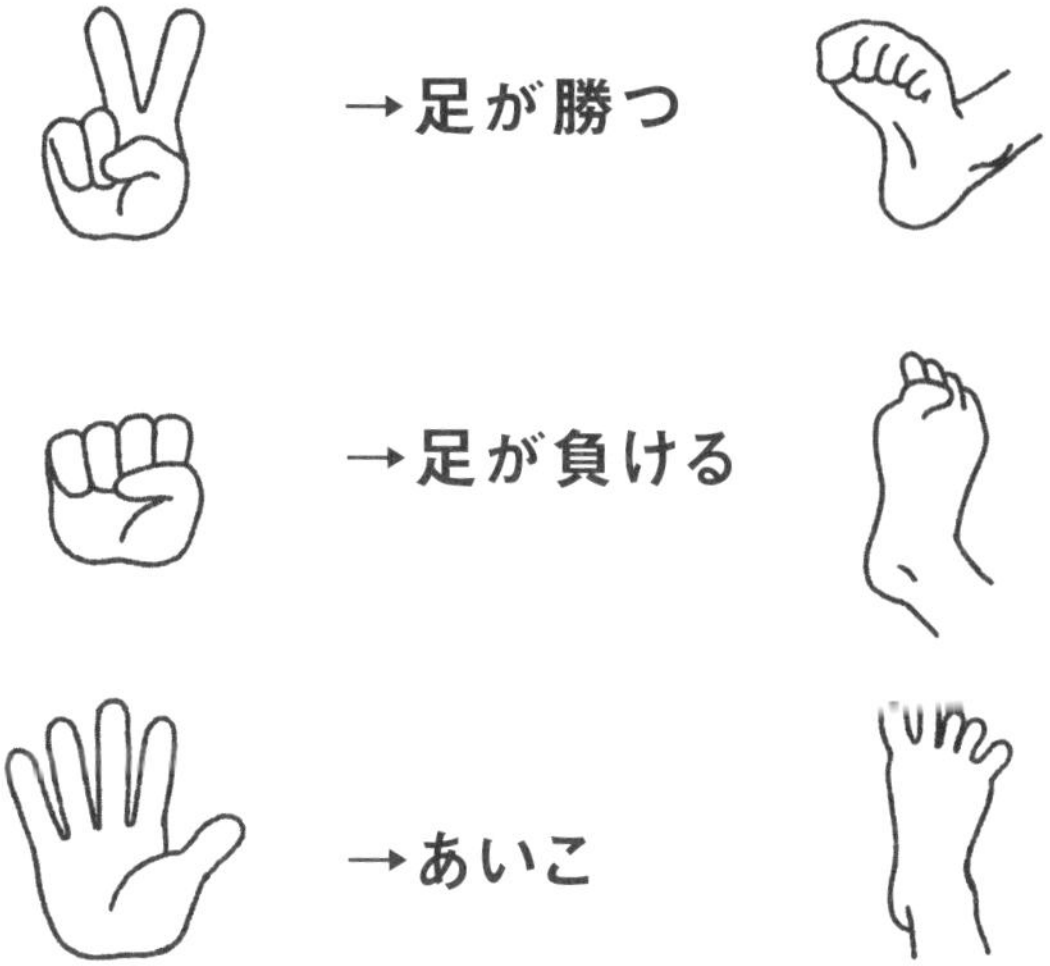

「足が勝つ」「足が負ける」などルールを決めて、自分の手と足でじゃんけんしてみましょう。ちょっとした脳トレにもなります。

家族と足でじゃんけんをする

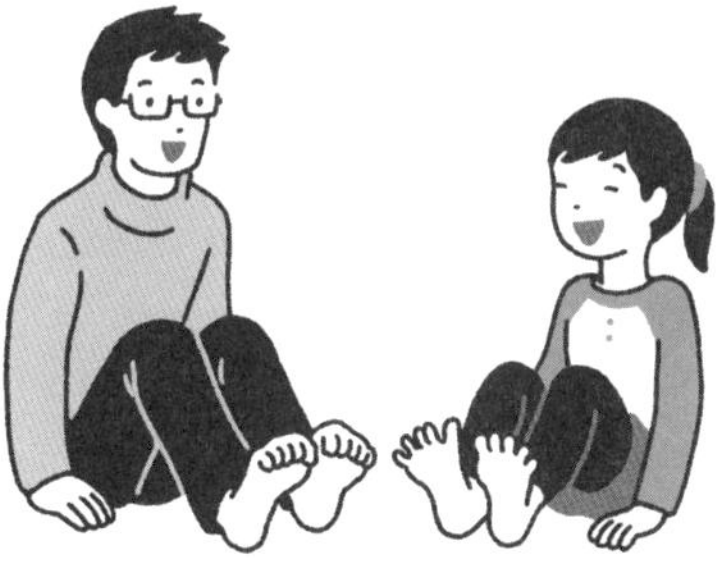

家族の足指トレーニングにもなって一石二鳥。ついでにお互いの足指の動きや形もチェックして、不調を見つけたら早めに対処を。

手と足でにぎりあう

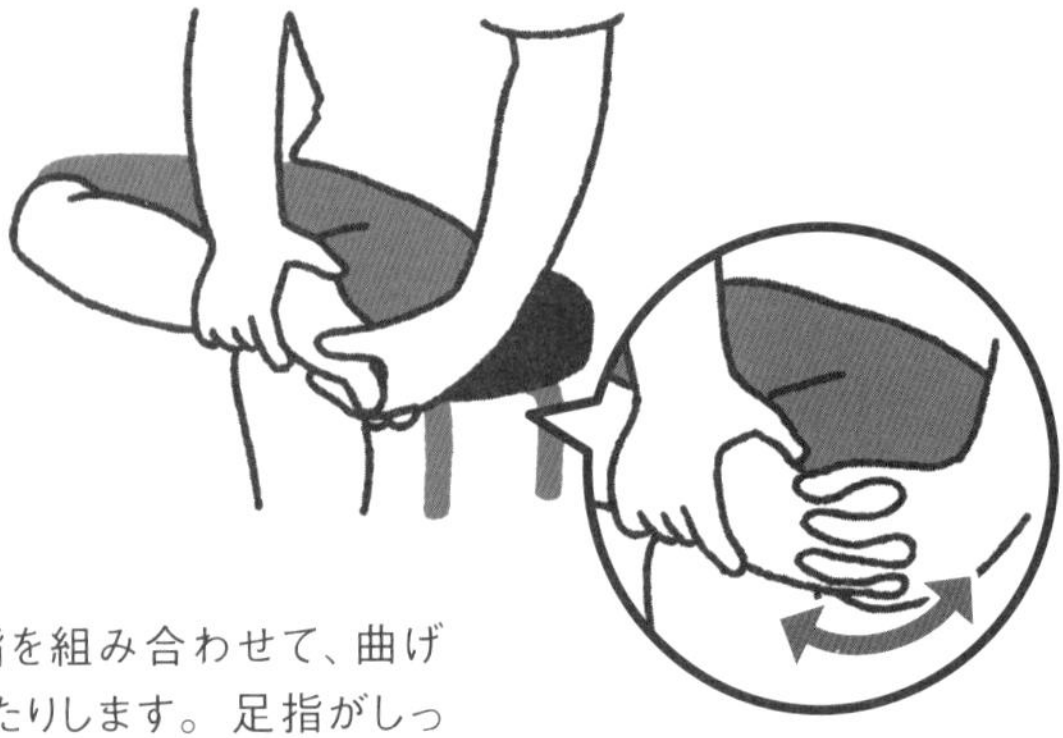

手と足の指を組み合わせて、曲げたりのばしたりします。足指がしっかりとにぎれているか手で確認しながら、足の握力を強化しましょう。

気持ちのよい強さで
曲げのばしする

足の指の股をマッサージする

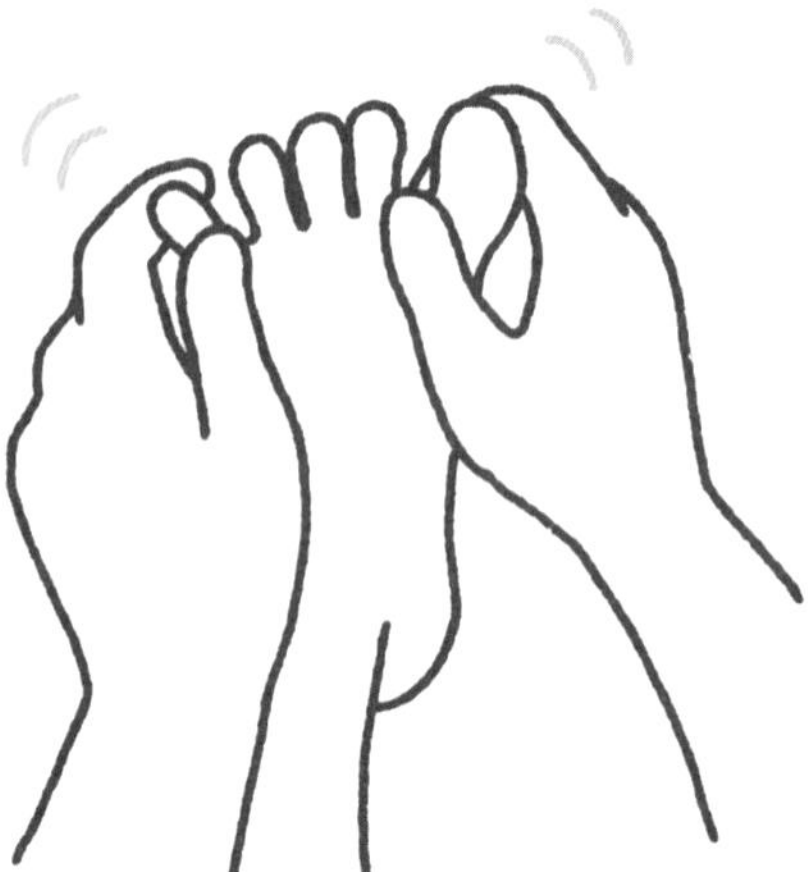

足の指の股をもむことで血流が改善し、減ってしまった毛細血管を増やすことにもつながります。お風呂の中で行うのがおすすめです。

親指と小指の股にペンをはさむ

10分

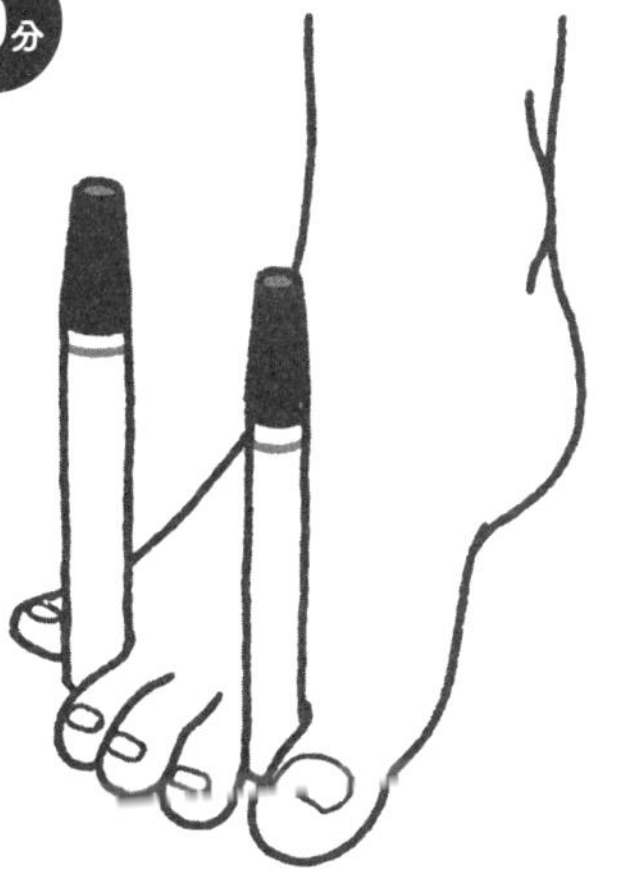

10分間、親指と小指の股にペンをはさみます。大人は太い油性ペンくらいの太さ、子どもが行う場合はサインペンくらいの太さのものを使いましょう。パーがうまくできない人におすすめです。

足でタオルをつかんで引き寄せる

椅子に座り、床に置いたタオルを足指でつかんで引き寄せます。とくに小指と薬指をしっかりにぎりましょう。お行儀は悪いですが、足指の握力強化ができます。

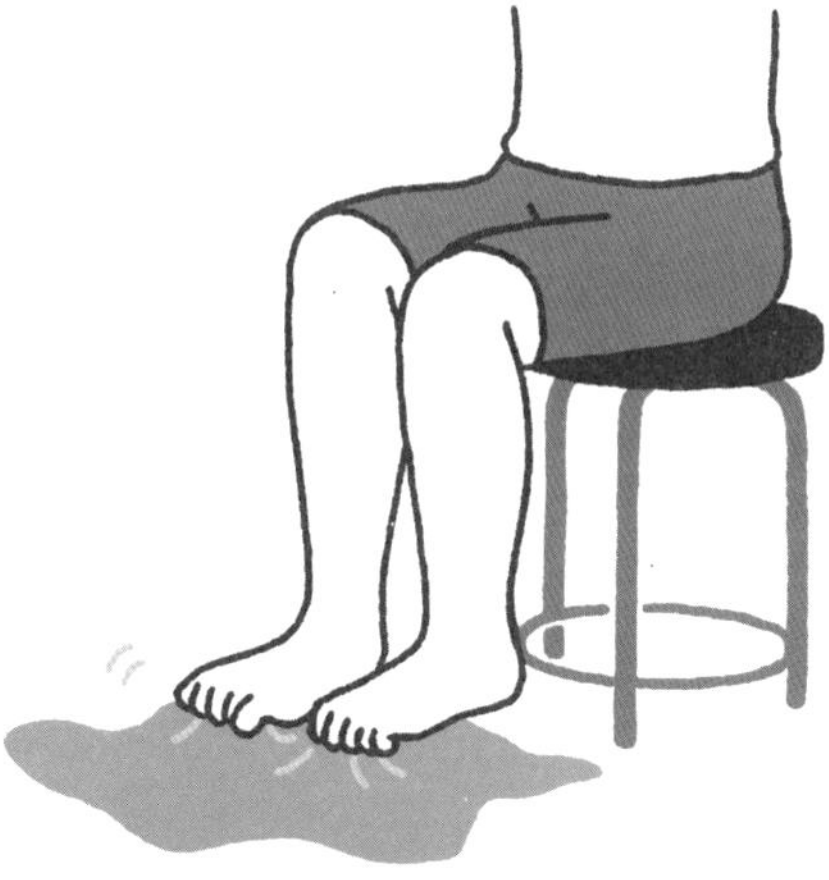

靴選びと歩き方を間違えると、ウォーキングは逆効果

日々できるエクササイズというと「足指のトレーニングにウォーキングはどうですか？」と聞かれることがあります。

たしかにウォーキングもよいのですが、第3章でもお話ししたように、**足指がゆがんだまま運動をしたり、足にあわない靴をはき続けたりすると、かえって足を痛めてしまいます。**

足指の状態が整わないまま運動をすると、地面からの衝撃を上手に吸収しきれず、ひざや股関節、背骨まで悪影響が出てしまいます。実際、私の治療院にいらっしゃる方の中にも、健康のために運動を始めたものの、足指の不調を治さないまま運動をしすぎたために、痛みやしびれが出てしまった方も少なくありません。

足にトラブルがある人はまずそれを治すことを心がけ、そのうえで、足にあった靴の選び方やはき方、足に負担のかからない歩き方を知ることから始めましょう。

いわゆるエクササイズ以外で私がおすすめしたいのが掃除です。**とくにぞうきんがけをすると、しゃがむ動作や足首を90度以上に曲げる動き、足の指を使って床を蹴る動きを自然と取り入れることができます。**また、窓ふきや高い場所にある棚の整理をすれば、自然とつま先立ちをすることになり、足指が鍛えられます。掃除をすると家もピカピカになるので一石二鳥です。

ただし、痛みやしびれなど足に不安がある方は、痛みが出ないことを確かめながら足指を回す、曲げのばしをするなど、体に負担のかからない運動をしましょう。

（運動をする前にチェック）

- □ 足指に変形や痛み、しびれがないか
- □ 足にあった靴を選び、正しくはいているか
- □ 足に負担のない立ち方、歩き方ができているか

足指を守り、上手に動かすための正しい靴の選び方・はき方

「靴」は毎日数千歩をともに歩む、いわばあなたの「足の相棒」ともいえるアイテムです。自分の足にぴったりあう「靴」を選び、正しくはくことは、足指のトラブルを防ぎ、器用に動くように教育するためにとても大切なのです。

では、あなたの足の大事なパートナーである「靴」を選ぶときのポイントを見ていきましょう。チェックする場所は「つま先」「甲」「かかと」「靴底」の4か所です。

- **つま先**：つま先部分が1～1・5㎝ほどあくサイズの靴を選びます。
- **甲**：足全体がほどよく包まれていてどこか一部に強く当たっている感じがなく、靴ひもや面ファスナーで足をほどよく固定できる靴が理想です。靴を脱いだときに一部

靴の選び方

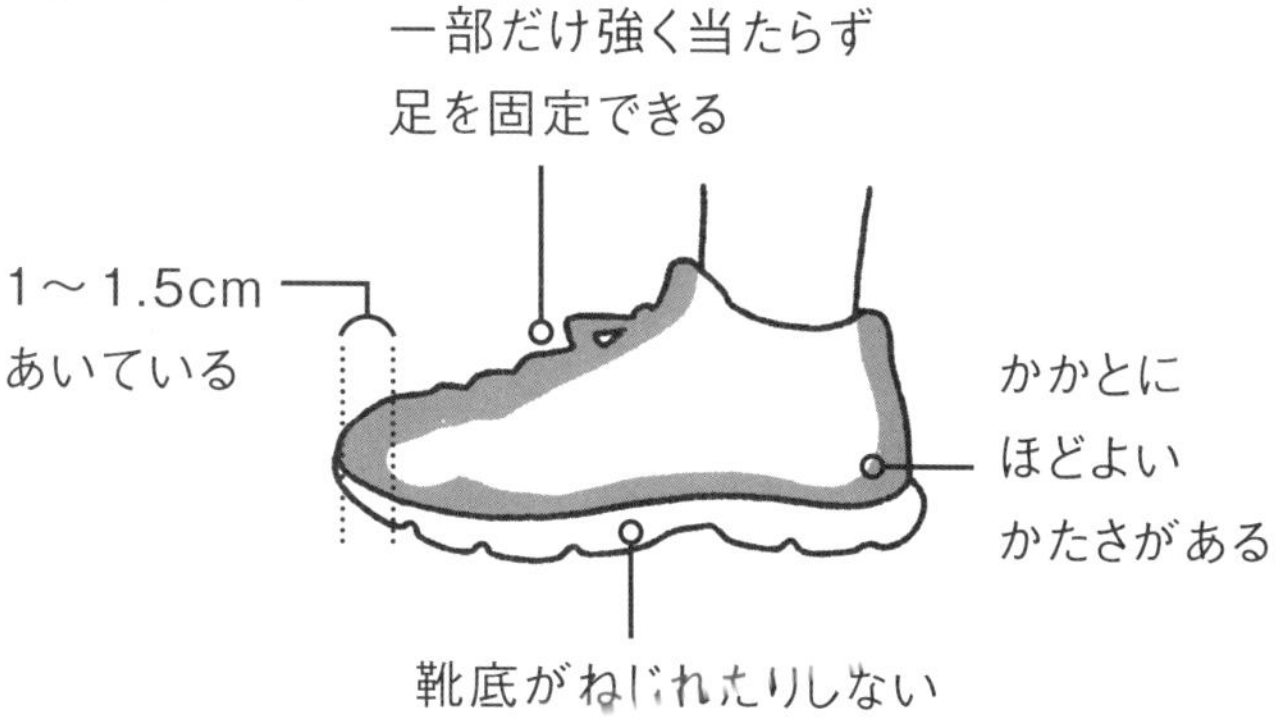
一部だけ強く当たらず
足を固定できる
1～1.5cm
あいている
かかとに
ほどよい
かたさがある
靴底がねじれたりしない

締めつけがなく、ほどよいかたさがあって、歩いたり走ったりしても足にフィットする靴が理想。

の皮膚が赤くなる靴や、歩くときにかかとが外れてパカパカと動く靴、はき口が浅い靴はNG。

- **かかと**：かかと部分がほどよくかたいことが大切です。かかとをはきつぶせるほどやわらかいものはNG。
- **靴底**：長距離を歩くときや足がまだ鍛えられていない状態のときには、ほどよくクッションがあるものがおすすめ。ほどよくかたく、足指の関節以外の部位で曲がったりねじれたりしないことが大事。小学校の上履きのように手でねじったり、曲げたりできるものはNG。

靴のはき方

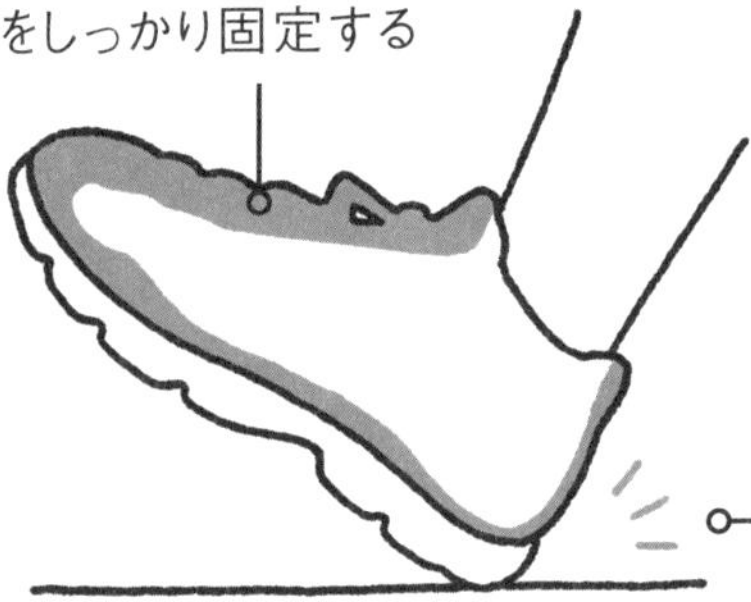
靴ひもや面ファスナーで
甲をしっかり固定する
かかとを
トントンして
すき間をなくす

足にあう靴がない方は、靴屋さんでインソール（中敷き）をつくりましょう。

次に靴をはくときのポイントです。靴に足を入れたら、かかとをトントンと床につけ、靴をかかとにフィットさせます。それから靴ひもを結んだり、面ファスナーでとめたりして、甲を固定しましょう。

靴ひもを毎回結び直すのは面倒かもしれませんが、このひと手間が大切です。靴がパカパカしていると、足指を浮かせて靴を固定する「ロック歩行」になってしまいます。靴ひもで甲をほどよく締めると、足が疲れにくく、靴ずれもしづらくなります。

足指を鍛える足半や下駄などのはき物

次に **「はいて歩くだけで足指を鍛えることができるはき物」** をご紹介したいと思います。これらは、私もトレーニングのためにはいているものです。

・**足半《あしなか》**：指先とかかとがない短い草履《ぞうり》です。足指をはみ出させてはくので、自然と足指をにぎる力がつき、浮き指の改善・防止にもつながります。

・**八割下駄《やつわれげた》**：底が割れていてしなやかに曲がる下駄です。足の指を曲げやすく、底が曲がらない下駄よりも足に負担をかけずにやわらかく歩く訓練ができます。

・**ワラーチ**：「走る民」とよばれるメキシコの民族「ララムリ」のはき物です。草履の鼻緒のように親指と人さし指の間にひもを通し、足首もひもで固定します。靴底が薄いため、足裏全体でソフトに着地する歩き方を身につけるのに役立ちます。最近では、ワラーチに似た、はだしで走るためのサンダルも販売されています。

- **一本歯の高下駄**：高い歯が1本だけついた下駄です。グラグラするので、自然と足指を使って体のバランスをとるようになります。この下駄をはくと地面を蹴って歩くことは難しいため、足を引き上げ、足全体でふわりと着地するようになります。ただし、一本歯の高下駄はバランス感覚が鍛えられていないと歩くのが難しいので、足指に自信がない方は、二本歯の一般的な下駄を選ぶようにしましょう。

これらのはき物は足指の力を使って歩くため、自然と足指が鍛えられます。鼻緒で親指を開き、小指も外にはみ出させるように開いてはきましょう。どれを選べばいいかわからない方は、**あらゆる足の悩みを解消するトレーニングができる「足半」から始めるのがおすすめです。**ただし、一日中はいて過ごすと足に負担がかかりすぎてしまいます。1日10分から始めて、徐々に着用時間を延ばすようにしてください。

足指を鍛えるはき物

足半

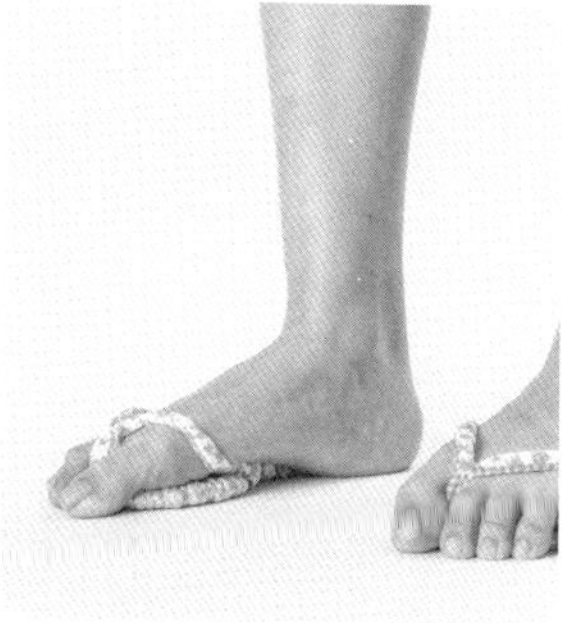

指先とかかとが下がり縦アーチができる。浮き指防止に。

八割下駄

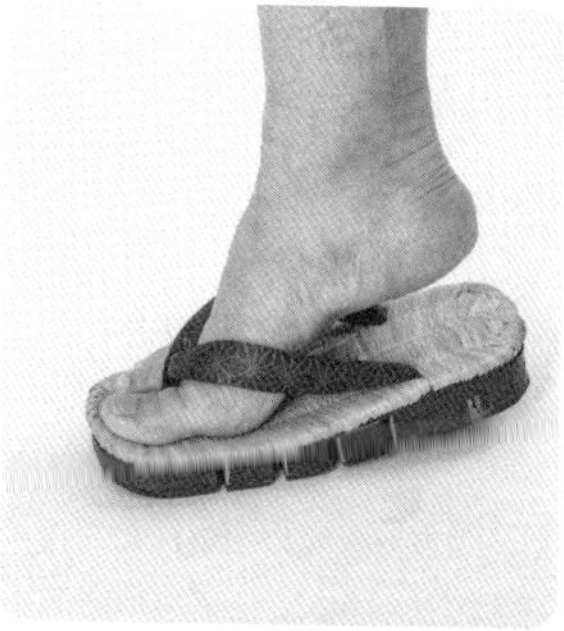

底が割れていて曲げやすく、足全体を使って歩ける。

ワラーチ

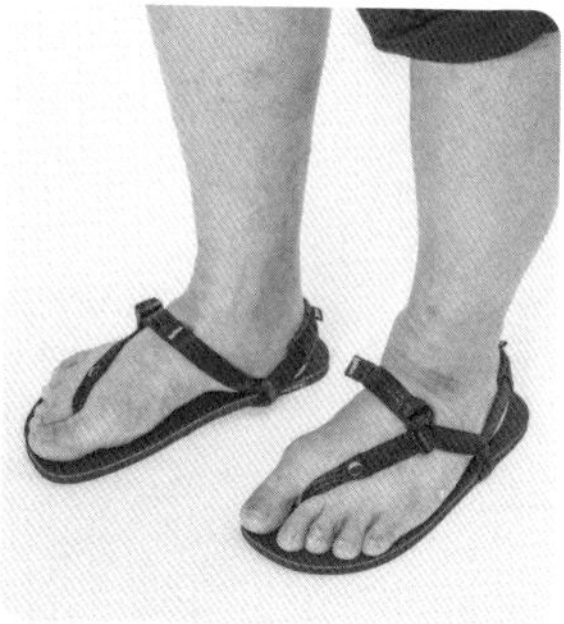

写真は、ワラーチに似たサンダル。自然とソフトな歩き方に。

一本歯の高下駄

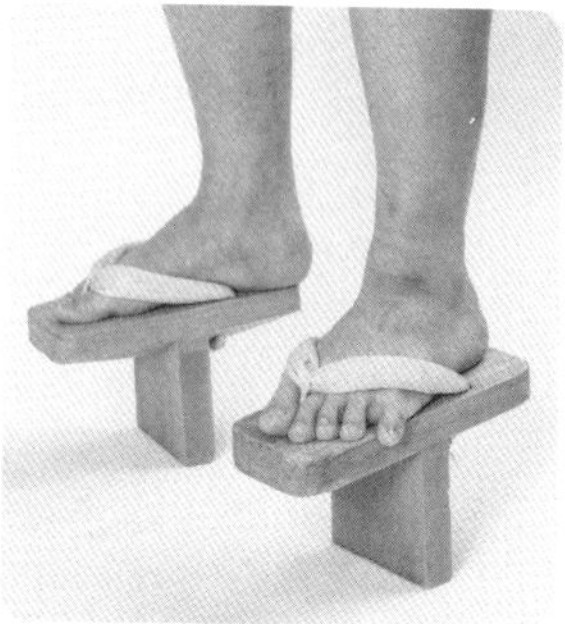

足全体を使ってバランスをとって歩く練習になる。

「はだし」で生活して、足指を解放し、鍛える！

すでにお伝えしたように、骨折したときにギプスをして関節を固定すると、その部位の筋肉は1週間で数十パーセントも筋力が低下するそうです。極端なたとえかもしれませんが、**足指を靴で長時間覆うのは、ギプスで足指を固定しているようなもの**です。とくに革靴やパンプスなど、足指の関節にあわせて曲げられない靴を一日中はくと、脳からの命令が出る機会も減り、足指はほとんどはたらくことができません。

そこでおすすめしたいのが「はだし生活」です。ギプスを外してリハビリをするときのように、**家にいるときは、はだしになって足を解放しましょう。**そして、足の関節を解きほぐし、動きを取り戻すため、足に触れ、足づかみセラピーをしましょう。

はだし生活をすれば、足の使い方も変わってくることが期待されます。

ブラジルなど南米のサッカーチームは、砂場ではだしで練習をするそうです。私たちがはだしでサッカーなんてしたら、痛くてボールを蹴ったり走ったりできないと思うのですが、彼らははだしのまま上手にボールを操ります。彼らが足元が不安定な砂浜ではだしでサッカーができるのは、ふだんから足指を含む全身の筋肉や骨を器用に動かしていて、自然と足を痛めない使い方になっているからだと思われます。

私たちがはだし生活をした場合も同じような体の変化が起こると考えられます。屋内とはいえ、足で床を蹴ったり、ドスンと着地するような乱暴な歩き方をしたりしていたら、たちまち足が痛くなります。**はだしだと、自然と足が痛くならないように、やわらかく着地する歩き方ができるようになり、腰などに伝わっていた衝撃が軽減して、痛みや炎症を予防できます。**

私も冬の寒い時期以外ははだしに草履をはくこともあり、靴下をはくときは足指を固定しない**五本指の靴下**をはいています。おかげで、足指で物をつかめるくらい、足指を鍛えられています。あなたもぜひ、「はだし生活」を始めてみませんか。

体に負担をかけない正しい立ち方、歩き方

足指のはたらきがおとろえて不器用になっていると、姿勢や歩き方にも影響が出ます。立ち方と歩き方もチェックしておきましょう。

理想的な立ち方

鏡に横向きの姿を映すように立ってください。リラックスしてほどよく力を抜き、ひざに注目してください。ひざはまっすぐにのびていますか？　**足指がしっかりはたらいていると体重が足指にのって、ひざがピンとのび、骨盤も立ち、自然と背筋がのびるため、足と腰、頭が一直線につながったようになります。**一方、足指がゆがんでいると体重がかかとにかかるため、バランスをとるためにひざが前に曲がります。

正しい立ち方

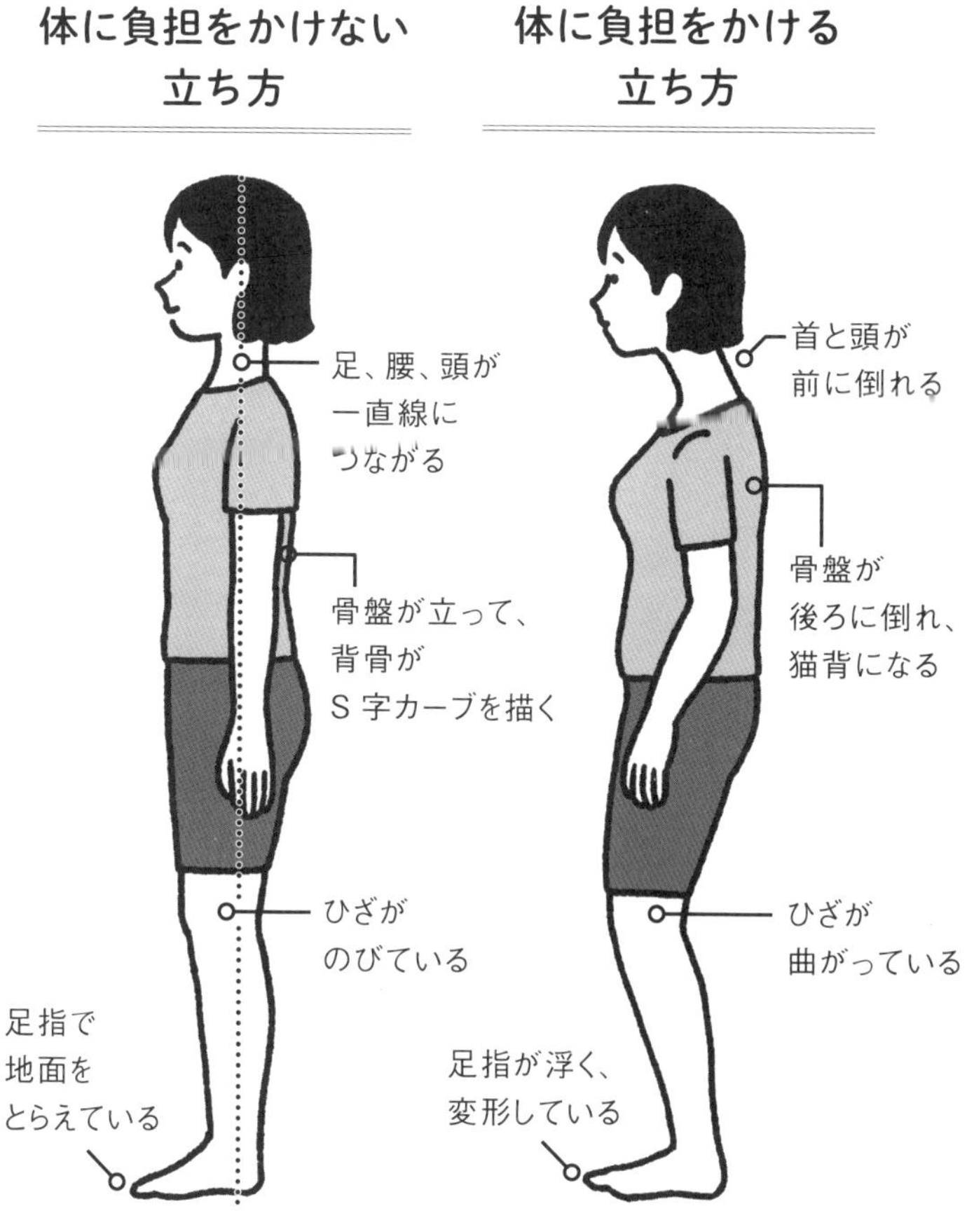

体に負担をかけない立ち方
体に負担をかける立ち方
足、腰、頭が一直線につながる
骨盤が立って、背骨がS字カーブを描く
ひざがのびている
足指で地面をとらえている
首と頭が前に倒れる
骨盤が後ろに倒れ、猫背になる
ひざが曲がっている
足指が浮く、変形している

足指が使えるとひざや骨盤、背骨も正しい位置にキープできる。
足指が正しく使えないと連動して全身のバランスが悪くなる。

理想的な歩き方

足や体に負担のない歩き方をするためのチェックポイントは3つあります。

1つ目は着地の仕方です。よくかかとから着地して母趾球《ぼしきゅう》（親指のつけ根にあるふくらみ）でグイッと蹴るようにして歩く方がいますが、足の一部分で地面を蹴るような歩き方、ましてやドスンドスンと乱暴に着地するような歩き方はいつか体の不調につながるおそれがあります。

また、足に変形がある方も注意が必要です。たとえば外反母趾《がいはんぼし》がある方は痛みのある親指をかばって内側に足をひねるような歩き方になり、反対に内反小趾《ないはんしょうし》がある方は、最後に小指に体重がのる癖があるので外側に足をひねるような歩き方になります。こうした歩き方も足首やひざに負荷をかけ、ケガや炎症を起こす原因になります。

体を痛めない理想的な歩き方は、自転車のペダルをこぐ動きをイメージするとよい

正しい歩き方

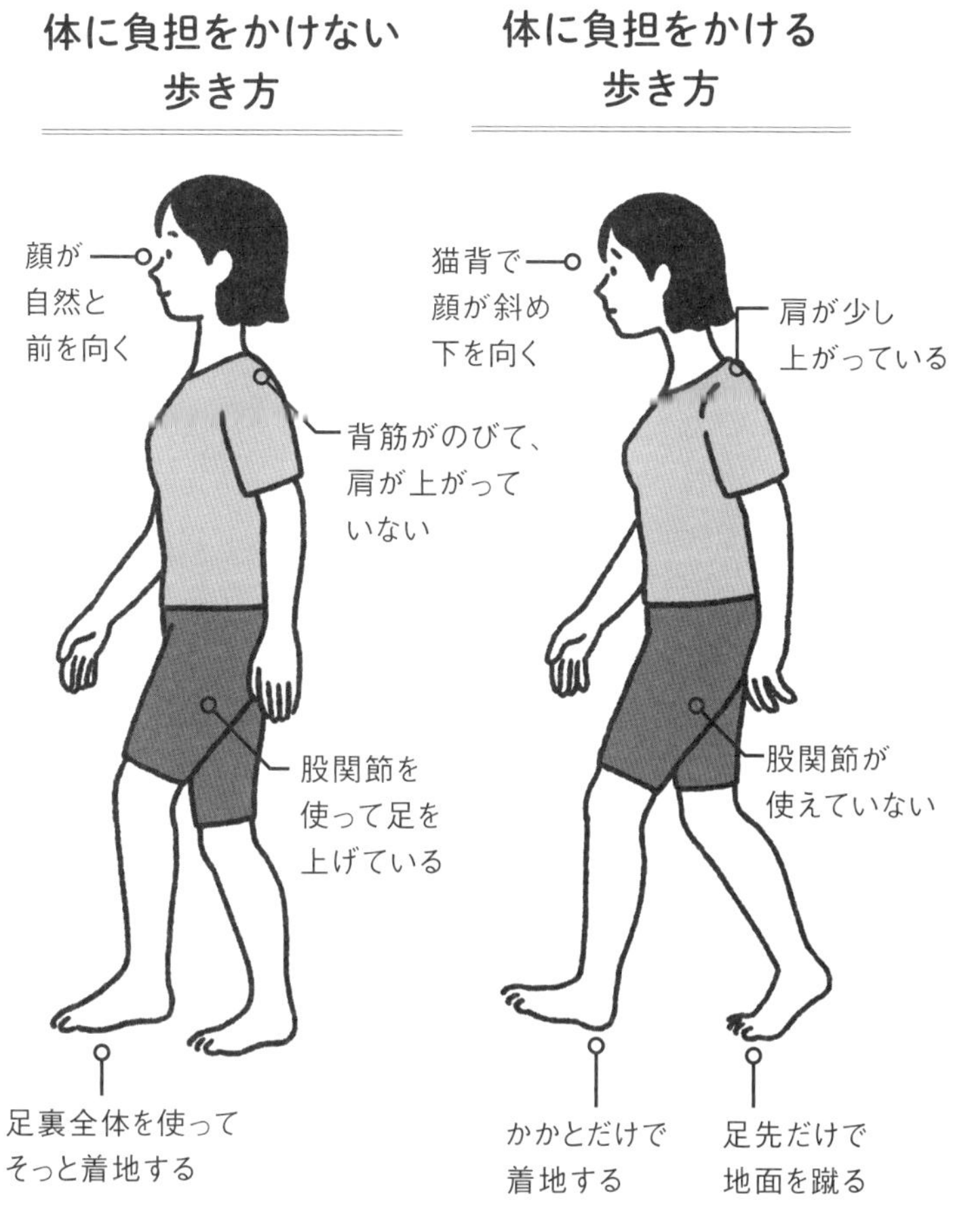
体に負担をかけない
歩き方
顔が
自然と
前を向く
背筋がのびて、
肩が上がって
いない
股関節を
使って足を
上げている
足裏全体を使って
そっと着地する
体に負担をかける
歩き方
猫背で
顔が斜め
下を向く
肩が少し
上がっている
股関節が
使えていない
かかとだけで
着地する
足先だけで
地面を蹴る

歩くことで毎日何千回も地面の衝撃を受けるため、足の一部で衝撃を受ける歩き方をしていると不調が出やすい。

正しい指先の向き

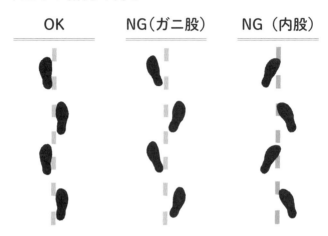

直線の上を歩いてみると、歩行中に指先がどちらを向いているかがわかりやすい。

でしょう。

股関節を使って足をほどよく引き上げ、足の一部分ではなく、足裏全体を使って「置く」ように着地します。

たとえば着物を着て歩いても、着くずれせずにスッスッと歩けるくらいの歩き方が理想です。

次に歩く速度をチェックしてみてください。若い頃と同じくらいの速さで歩けていますか？　ふだん歩いているときに、まわりの人にどんどん抜かれてしまうようなら、意識して少しスピードをアップしましょう。

3つ目は、歩くときの指先の向きです。ガニ股になったり、内股になったりせず、足の人さし指がまっすぐ進行方向を向いていることが大切です。フローリングの境目など、直線の上をふらついたりせず、ふだん通りに歩けるか試してみましょう。

体に負担をかけず、疲れることなく、スタスタと歩けるようになるために、まずは今日の、次の1歩から変えていきましょう。

足指を守るつめの育て方、切り方

みなさんは、足のつめがどのような役割をしているか知っていますか？

じつは、**足のつめは足の先端を守る骨の代わりの役目をしています。**骨のようにかたいもので足先を覆い、体重の負荷や地面からの衝撃から足指を守っているのです。

みなさんの中には「足の小指のつめがない」「つめがすぐにはがれる」「小指のつめが米粒ほどしかない」という方はいませんか。私の治療院を訪ねてくださる患者さんのなかにもしばしばいらっしゃいます。足指のつめがないということは、足指の先に骨がないようなものです。これでは、足指に負担がかかってしまいます。

ではどうすればよいのかというと、まずは**足先の血流をうながす**ことです。足のつめが十分に育っていないということは、冷えや、足指が動かないことなどが原因で足先の

正しいつめの切り方

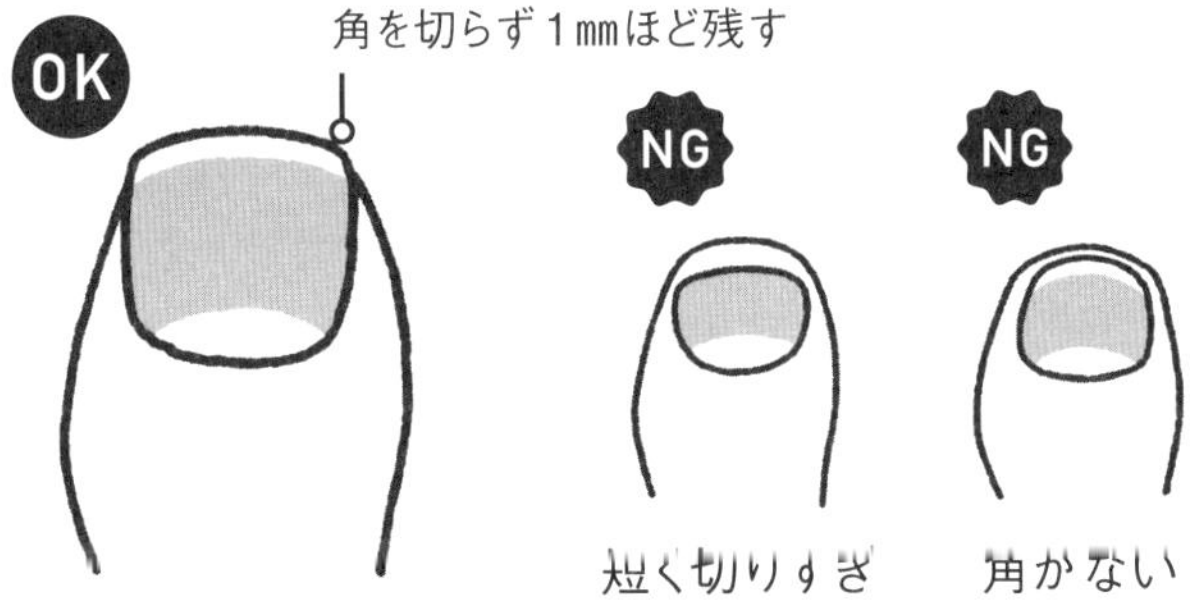
角を切らず1㎜ほど残す
OK
NG
NG
短く切りすぎ
角がない

つめ先の白い部分を1mmほど残し、左右の角も残す。角がとがって痛い場合はやすりで少しだけ角を丸めてもOK。

血流が滞《とどこお》っていると考えられます。ですから、足づかみセラピーを実践して足指の血のめぐりを改善させましょう。

また、足のつめの切り方にも注意が必要です。**「白い部分を1㎜ほど残して、角を残して四角い形に切る」**のが正しい切り方です。足のつめを切るときに、つめ先の白い部分や左右の角をきれいに切り落とす方がいますが、そうすると巻きづめになりやすくなります。

足指を鍛えて血流をうながすこと、正しいつめの切り方をすること。この2つを実践して足指のつめを育てていきましょう。

足指を丈夫に育てるための生活習慣

いくつになっても痛みやしびれに悩まず、スタスタと歩けるようにするためには、足指を鍛えて、おとろえを防ぐことが大切です。足指も筋肉と骨でできていますから、日々の食事や睡眠などの生活習慣に気をつけて、育てていきましょう。

足のトラブルを防ぐ水分のとり方

足指を鍛えてトラブルを遠ざけることと、水分をとることは一見無関係に思えるかもしれませんが、足指の細胞を日々元気に回復させるためには水が不可欠です。

たとえば、しおれている花を思い浮かべてみてください。水をたっぷりあげると、しおれていた花びらや葉がたちまちみずみずしくうるおって元気になりますよね。私たちの体も一緒です。きれいな水をたっぷりと体内にとりこむことで、足の指先まで細胞が元気になれます。

体の細胞をうるおすために必要な水の量は**1日あたり「体重×30㎖」**です。体重50kgの人だと「50×30㎖」で1500㎖（1・5ℓ）ですね。この水分はコーヒーやお茶ではなく、水や白湯《さゆ》でとるように心がけてください。

「水ばかり飲めない」という方は、まず目覚めに水を1杯飲むことを心がけてみてください。あとは気づいたときに50㎖くらいずつこまめに水を飲むことを意識するとよいでしょう。もし、水だけで必要な水分をとるのが難しかったら、カフェインを含まない麦茶、コーン茶などを取り入れてもよいですよ。

足のトラブルを防ぐ食事のとり方

食事で心がけたいのは、細胞をつくる材料である「タンパク質」をたっぷりとることです。目安は、**1日あたり「体重のkgをgにした量」**です。つまり、体重50kgの方だと1日50gということになります。納豆1パックのタンパク質量は8〜10gだといわれています。それを考えると、毎日意識してしっかりととる必要があります。肉や魚、卵、大豆などの食べ物からとるのがよいですが、たくさん食べられないという人は、粉状になっている市販のプロテインでタンパク質をとるのもよいでしょう。

また、野菜に含まれるビタミンやミネラルも、筋肉を育てるお手伝いをしてくれます。タンパク質も大事ですが、野菜もバランスよくとるようにしましょう。

一方で体を冷やす白砂糖や、食事でとったエネルギーを消化のために大量に使ってしまう乳製品や白米、小麦粉などの白い食べ物、添加物は食べすぎに要注意です。なるべく控えるようにしたいですね。

また、便通が悪いと栄養素の吸収がうまくできなくなります。不要なものを排出するためだけでなく、必要な栄養をしっかりと体に取り入れるためにも、便秘をしないようにしましょう。目安としては1日に1回便通があればOK。2日以上便通がない人は、水分を十分にとるなどして便秘解消に努めましょう。

太ももを温めて足先まで血液を行き渡らせる

スーパーで買ってきたお肉は、冷えてかたくなっていますよね。私たちの体も同じで、冷えるとかたくなってしまいます。足指をよく動かすためにも冷えは大敵です。

足先の冷え防止の方法を2つご紹介しましょう。1つは靴をはいているときも、なるべく**足指をごそごそと動かしてみる**ことです。もう1つは、太もものつけ根をブランケットで覆ったり、ゆたんぽで温めたり、ズボンの左右のポケットにカイロを入れたりして**脚のつけ根を温める**ことです。脚のつけ根にある大腿動脈《だいたいどうみゃく》が温まると、温められた血液が足先まで運ばれていきます。

0時前就寝・7時間睡眠で不調を防ぐ

みなさんは成長ホルモンについて聞いたことがありますか。子どもの発育に関係するホルモンというイメージもあると思いますが、大人にも大事なホルモンです。

成長ホルモンは壊れた細胞を修復する役割を担っており、睡眠中に分泌されます。ですから、**遅くとも0時前にはベッドに入って質のよい睡眠をとり、しっかり成長ホルモンを分泌させる**ことが大切です。また、ある研究によると睡眠時間が7時間だと平均寿命が長いといわれています。

毎日忙しいかもしれませんが、睡眠時間もしっかりと確保したいですね。

第6章

その不調、足に原因があります

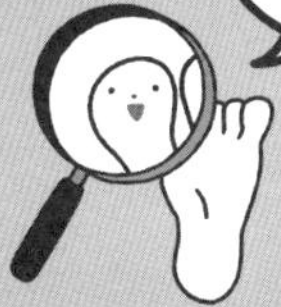

足のトラブルから体の不調が起きるしくみ

ここからは、「今日からトレーニングをがんばろう！」と思っているみなさんに、改めて足指の大切さを知っていただくため、「足の小さなトラブル」がどんなふうに全身の不調につながるのかをお話ししておきたいと思います。

足指のトラブルが全身におよぼす影響はさまざまで、症状も人により異なりますが、これまで4万本以上の足指を見てきた私の経験から、主に次の5つの不調につながりやすいことがわかっています。150ページ以降の症例も参考にしてください。

ふらつきやすい、転びやすい

足指のパーができず、小指をしっかり開けない方は、足指で大地を踏みしめる面積がせまいため、安定して体を支えることができません。また、親指を上げるチョキができない方やかかと立ちが10秒間続けられない方は、指を上げる力が弱くなっています。その結果、小さな段差でつまずいたり、転んだりしてしまいます。

ひざ痛、関節痛

外反母趾《がいはんぼし》、内反小趾《ないはんしょうし》、外反扁平足《がいはんへんぺいそく》などのトラブルがある方は、歩行のとき体重をのせる箇所にかたよりがあるため、足の内側など特定の部分に負荷がかかります。こうした負荷がひざに蓄積するとひざ痛を、ひざ以外の股関節などに蓄積すると、それらの関節に炎症や痛みを起こします。

腰痛、坐骨神経痛

足指のアライメント（→94ページ）が整わないと、足指の関節のずれが原因で、その上にあるひざ、股関節、骨盤などにもずれが生じます。その結果、立っているときや、歩くときにずれた部分に負荷がかかり、腰痛や坐骨神経痛《ざこつしんけいつう》を起こします。

肩こり、首こり、頭痛

足指のパーができない方は、足の指と地面が接する面積がせまく、足元が不安定です。また、浮き指の人はかかとに重心がのりやすく、後ろに倒れないようにするためにひざが曲がり、骨盤後傾と猫背につながります。その結果、4～5kgもの重量がある頭を首で支えようとするため、肩や首のこり、頭痛などが起こります。

冷え、むくみ、下半身太り、足がつる

足指をにぎれず力をこめたグーができない、パーができない。足の小指のつめが小さい、または薄い。こうした足のトラブルがある方は、足の末端の毛細血管の量が減っています。そのため、足先まで血液を行き渡らせることができず、足だけでなく全身の循環が悪くなり、冷えやむくみ、下半身太り、足がつるといった症状が出ます。

足のトラブルが全身の不調につながる

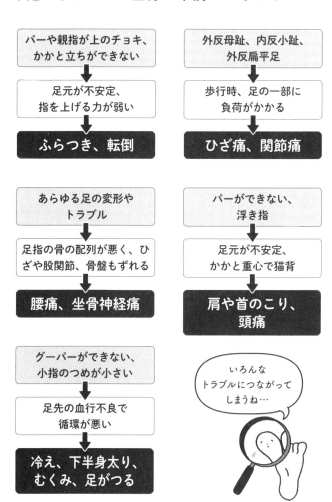

パーや親指が上のチョキ、
かかと立ちができない

↓

足元が不安定、
指を上げる力が弱い

↓

ふらつき、転倒

外反母趾、内反小趾、
外反扁平足

↓

歩行時、足の一部に
負荷がかかる

↓

ひざ痛、関節痛

あらゆる足の変形や
トラブル

↓

足指の骨の配列が悪く、ひざや股関節、骨盤もずれる

↓

腰痛、坐骨神経痛

パーができない、
浮き指

↓

足元が不安定、
かかと重心で猫背

↓

肩や首のこり、頭痛

グーパーができない、
小指のつめが小さい

↓

足先の血行不良で
循環が悪い

↓

冷え、下半身太り、むくみ、足がつる

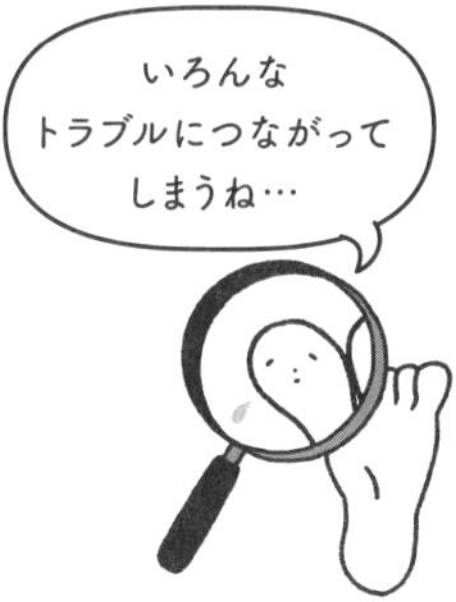

症例1

50代・男性

足の動きに左右差があり坐骨神経痛に

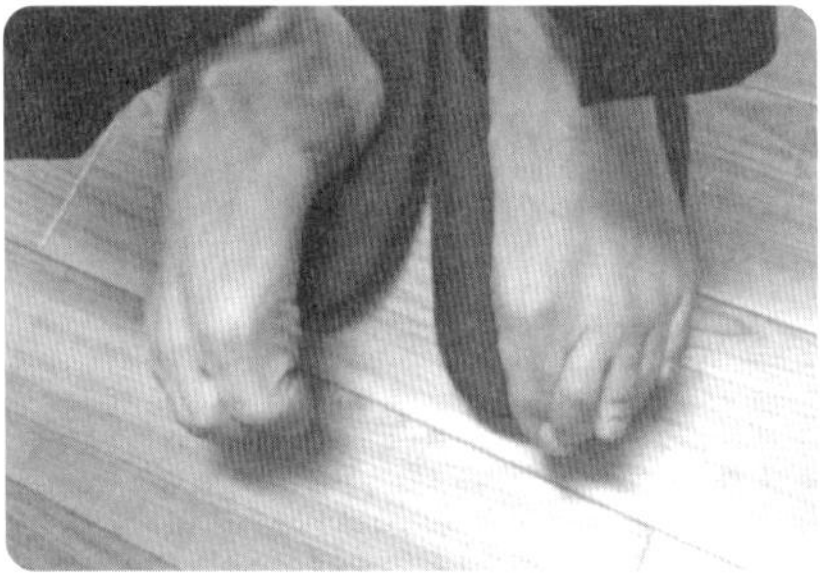

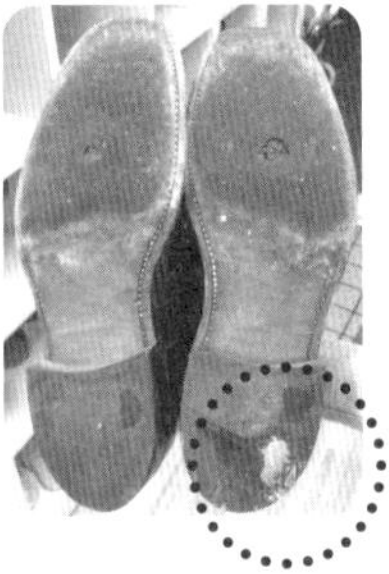

グーをしても小指が曲がらず、親指が重なってしまう。右足よりも左足のほうが指が曲がらない。左足のかかとだけ靴底がすり減っていた。

足のトラブル

グーができない、パーができない（指が上に曲がってしまう）、足の動きに左右差がある

体の不調

坐骨神経痛（右のおしりからふくらはぎの痛みとしびれ）、腰痛

症状が出た原因

この方は、デスクワークが多く、足指が動かせないかたい革靴をはいていました。月に2、3回、ゴルフに行くたびに症状が悪化。左足の指が上手に使えていないため、右足に負荷がかかり坐骨神経痛が出たと考えられます。

症例２

40代・女性

外反母趾で体を支えて歩けず、頭痛や冷え症に

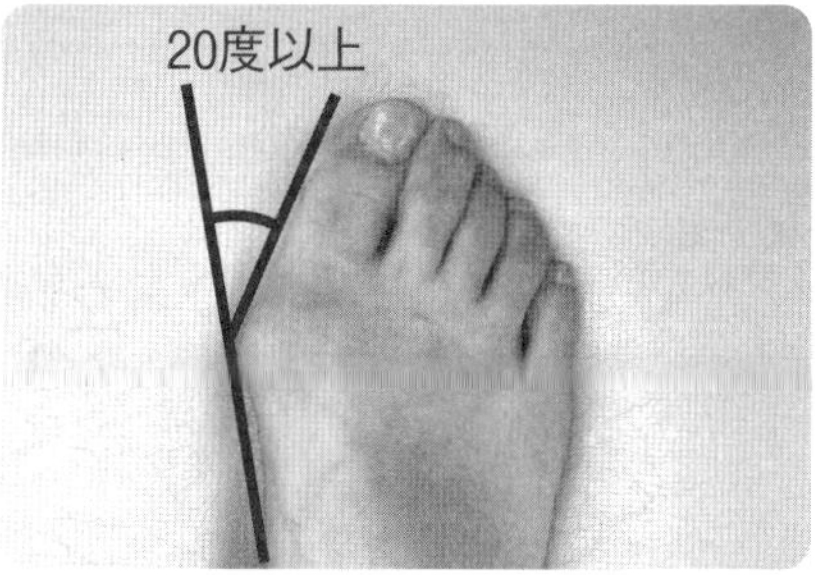

ヒールの高いパンプスをはいていたため、つま先に重心がかかり、靴で足が締めつけられ、足の親指が20度以上内側に曲がる外反母趾に。

足のトラブル

外反母趾、足指にタコが多い、グーやパーができない

体の不調

頭痛、首と肩のこり、冷え症、自律神経の乱れ、生理痛

症状が出た原因

ヒールの高い靴をはいて歩く仕事のため、外反母趾になっていました。足が痛く、足指でしっかりと体を支えて歩くことができないため、首と肩がこり、頭痛が頻繁に起きていました。グーやパーもできないため、血行不良から冷え症になり、自律神経の乱れやひどい生理痛もありました。

症例3

50代・女性

浮き指でかかと重心になりひどい肩こりに

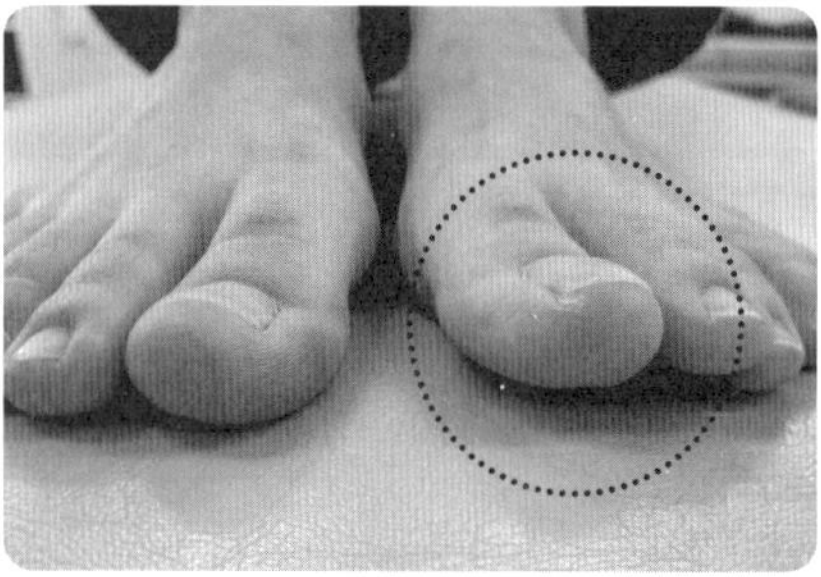

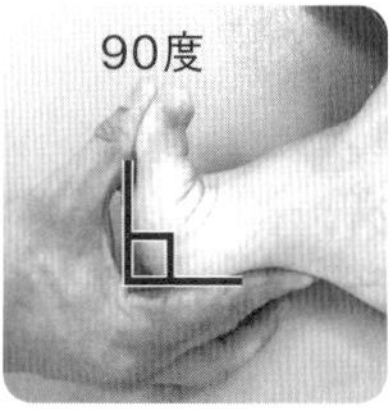

足の指が上に曲がり、指の腹が床につかない浮き指になっていた。手で曲げると指のつけ根が90度曲がってしまう。

足のトラブル

浮き指、グーやパーができない、つめが外側を向いている

体の不調

ひどい肩こり、頭痛・腰痛、全身がかたい

症状が出た原因

この方は、事務仕事でデスクワークが多いため、運動不足でした。さらに、浮き指でかかとに重心がかかるため、頭を前に出してバランスをとる姿勢でいることが多くなり、猫背・ストレートネックに。頭痛や肩こりなどの症状が頻繁に出るようになってしまいました。

症例4

50代・女性

ひざとつま先の方向のずれから、ひざ痛に

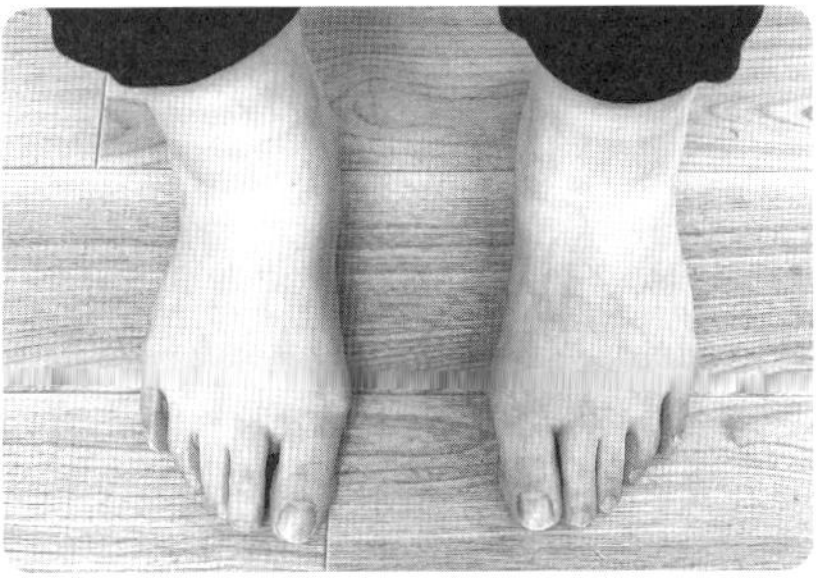

足指の動きが悪く、あわない靴のせいでタコもできてしまい、小指が変形して外側を向いていた。

足のトラブル

グーの力が弱い、パーが浮いてしまう、小指が外を向いている、ひざとつま先の方向のずれ、親指と小指の外側にタコがある

体の不調

左ひざの関節痛、変形性膝関節症、正座ができない

症状が出た原因

もともと体がかたく柔軟性がありませんでした。そのうえ、仕事中にパンプスをはいて、「ひざが内向き・つま先が外向き」のずれた状態で歩いていたことから徐々に痛みが出始め、左ひざをしっかり曲げのばしできなくなってしまいました。

「足指の声」を聞いていますか？

「ひざや腰が痛み、足腰が弱ってきたのを感じる」

「以前より疲れやすくなり、ふらついてつまずくことが増えて、全身のおとろえが身に染みる」

そんなとき、多くの方は、痛みなどのトラブルが出た場所の手当てをしたり、マッサージをしたりしがちです。あるいは、テレビ番組や週刊誌でふくらはぎや骨盤のケアをするのがよいと見聞きし、それらの大きな筋肉や骨のトレーニングに取り組む方もいるかもしれません。そんなふうにご自分の体の不調に気づき、改善のために体をいたわり、自分でできる努力をするのはとてもよいことです。

でも、**「足の指」のおとろえも全身の不調の原因になる**ということをどうか忘れないでください。そして、仕事や用事を終えて家に帰ったら、靴下を脱いで足の指に向きあう時間をつくってあげてください。お風呂の中でマッサージをしたり、気づいたときにグーパーするだけでもかまいません。短い時間であっても、毎日、足指に向きあう習慣を積み重ねることは、ひざや腰のケアにたくさんの手間やお金をかけるよりずっと大きなメリットがあるからです。

じつは、**腰やひざが痛いといった大きな不調があらわれる前に、すでに足指には不調を知らせるサインが出ています。**

たとえば、先ほどお話ししたように、足の小指のつめが小さくなっているのは、小指に体重がのっておらず足指の血液循環が悪いために起きています。つめを切るときにそれに気づいていても、「つめが小さいな」と思うだけでそのまま対処せずほうっておくと、冷えやむくみという全身の不調がいつまで経っても改善できません。

ですから、足指に毎日向きあい、小さなサインをキャッチしてください。「足指の声」を聞いてください。そして、大きなトラブルを防ぎ、改善しましょう！

足裏のタコの位置と靴底の減り方をチェック！

足から全身の不調を知る方法はほかにもあります。それは、「足の裏」をチェックすることです。

たとえば、浮き指の人は指先が浮いているので、指のつけ根あたりにタコができやすく、肩こりや腰痛になりがちです。かかとの小指側にタコがある人は、脚やおしりの筋肉の外側がこわばり、坐骨神経痛や変形性膝関節症《へんけいせいしつかんせつしょう》を引き起こしやすいです。

足裏のタコと同じように、靴底の減り方を見ると全身のどこに不調が出やすいかがわかります。

ただし、日々の歩数が2000歩以下の方はそもそもタコができませんし、靴もほとんど減りません。そういう方は足裏だけでは判断できないのでご注意ください。

足裏のタコでわかる全身のトラブル

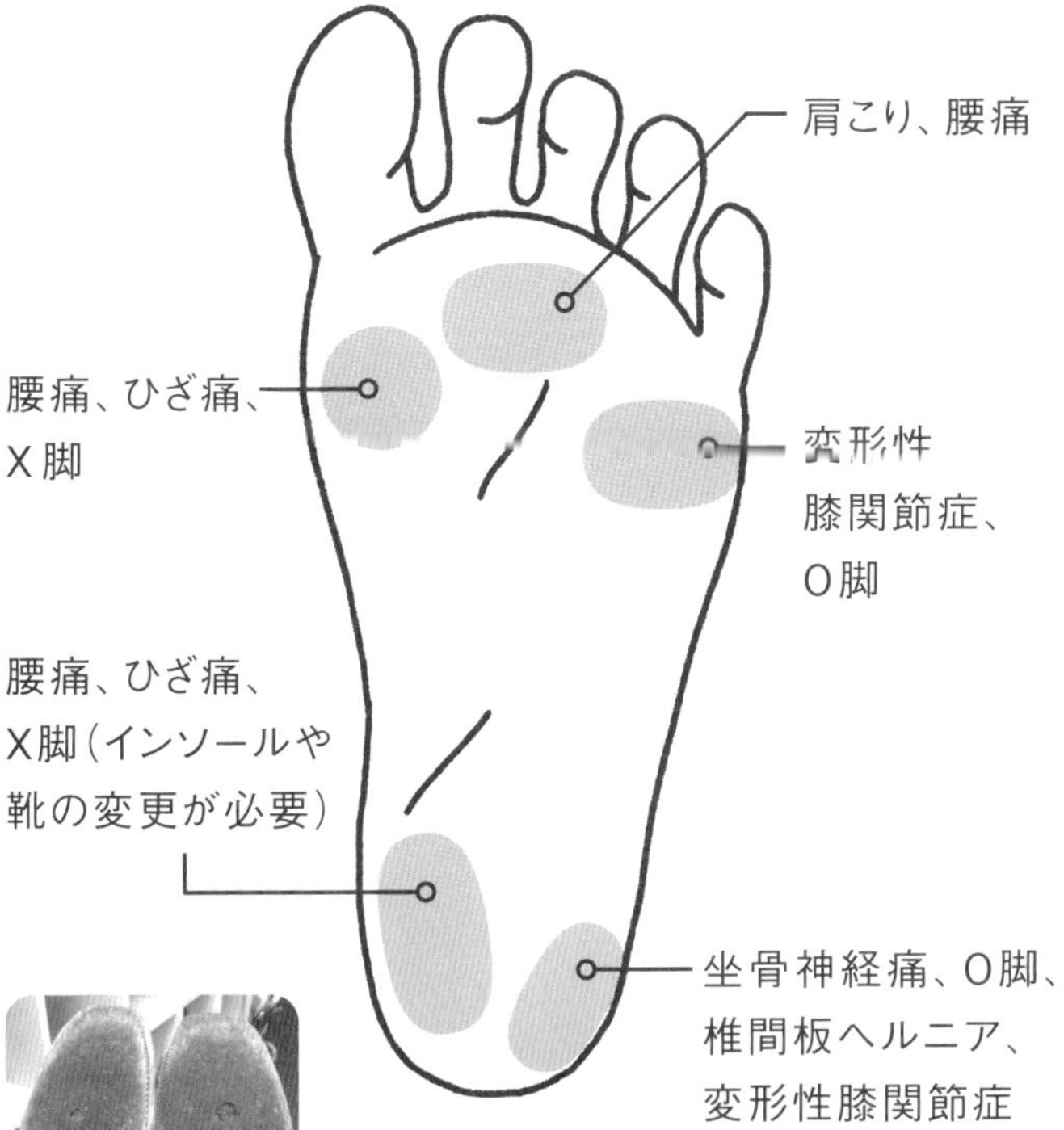

肩こり、腰痛
腰痛、ひざ痛、
X脚
変形性
膝関節症、
O脚
腰痛、ひざ痛、
X脚(インソールや
靴の変更が必要)
坐骨神経痛、O脚、
椎間板ヘルニア、
変形性膝関節症

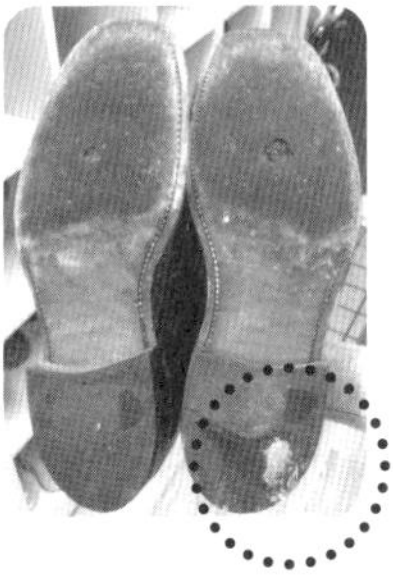

靴底もチェック!

坐骨神経痛がある人の靴底。タコができる場所と同じところが削れている。

タコや靴底の減りを見ることで、足のどの部分に負荷をかけすぎているか、それによりどんな不調が起きやすいかがわかる。

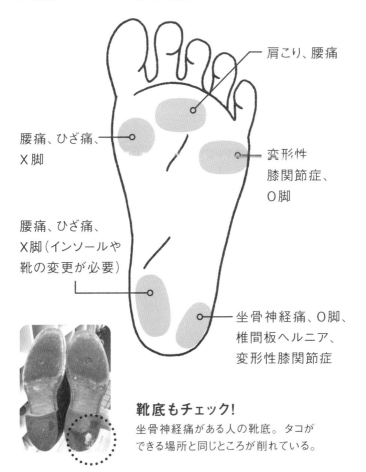

親指ばかり使うと体が縮み、小指が使えると体が開く

みなさん、その場に立って背筋をのばしてみてください。手はリラックスした状態にして、体の横にたらしてください。その状態で、手の小指に力を入れてにぎってみてください。どうですか？　腕が外向きに回って肩が開き、胸も開いて、背筋もさらにのびた感じがしませんか。次に小指の力を抜いて、親指に力を入れてにぎってみてください。先ほどとは反対に巻き肩気味になりますよね。なぜかというと、手の指と腕、肩などの骨や筋膜《きんまく》が連動しているからです。

手の指と同じことが足の指でも起きます。つまり、**足の小指に力を入れてにぎって立つと体全体が開き、足の親指に頼りすぎると体が内側に縮んだような姿勢になります。**この外側と内側への動きが足指から連動して全身に影響をおよぼします。

小指に力が入ると体が開き、姿勢がよくなる

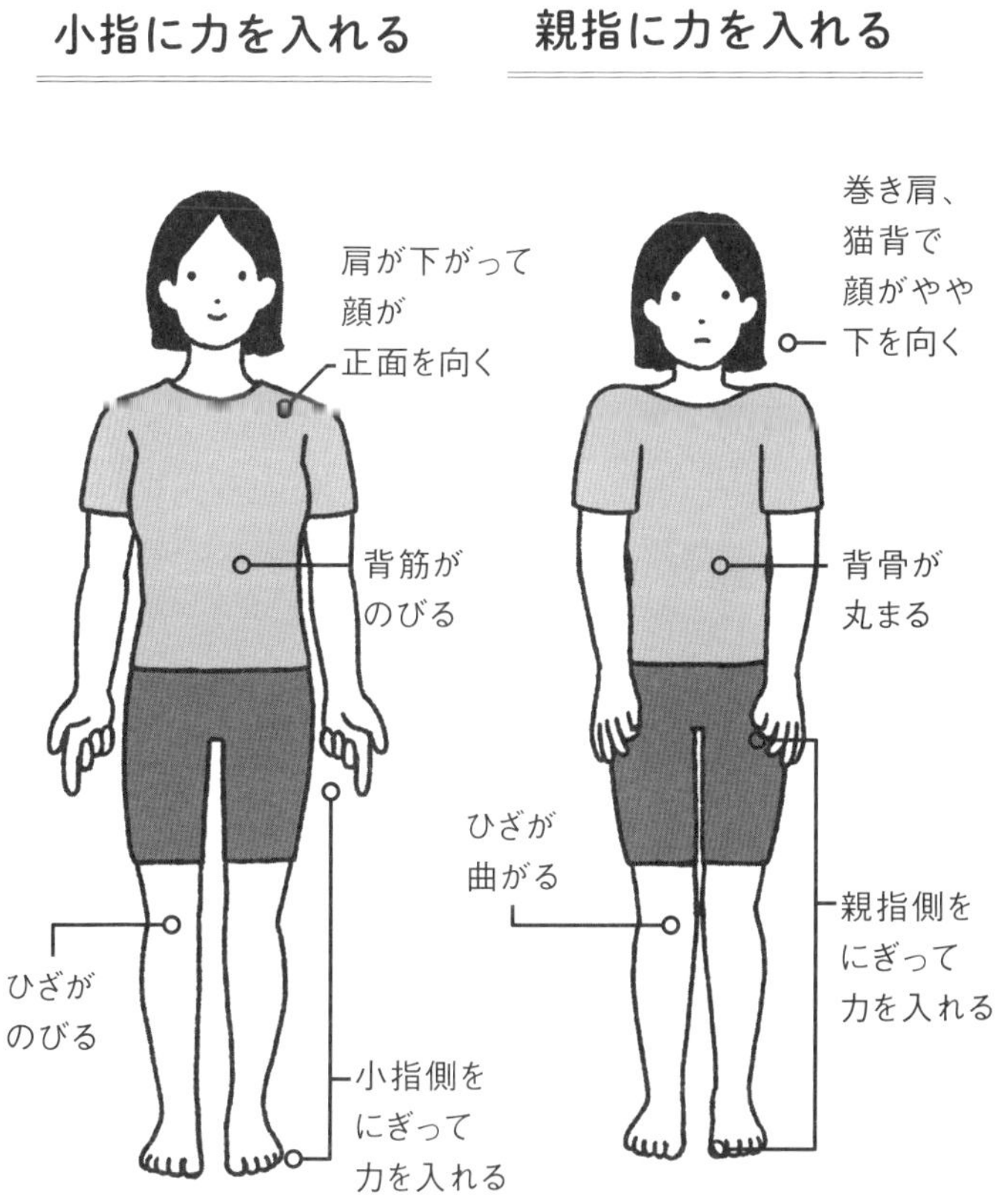
小指に力を入れる
親指に力を入れる
肩が下がって
顔が
正面を向く
背筋が
のびる
ひざが
のびる
小指側を
にぎって
力を入れる
巻き肩、
猫背で
顔がやや
下を向く
背骨が
丸まる
ひざが
曲がる
親指側を
にぎって
力を入れる

親指をにぎると体が内側に縮まり、小指をにぎると外側にのびる。全身が連動して動くため、足の小指が使えることが重要。

ひざとつま先の方向のずれに注意

リラックスして立ったとき、あなたのひざとつま先は、それぞれ内側と外側のどちらを向いていますか？　わかりづらければ、しゃがんだときにつま先が内と外のどちらを向くかをチェックしてみましょう。

ひざのお皿と足の人さし指が同じ方向を向いている方はよいのですが、注意が必要なのが、「ひざが内向き・つま先が外向き」あるいは「ひざが外向き・つま先が内向き」などずれが生じている方です。

ひざが内向きでつま先が外向きの方は、足の内側の筋肉や腱がのびて、引っ張られることが原因で炎症が起きやすくなります。反対に、足の外側は縮んで関節が圧迫され、変形性膝関節症などになりやすいです。

歩くときには最後に親指に体重がのるため外反母趾になりやすく、この歩き方が続

ひざとつま先の向き

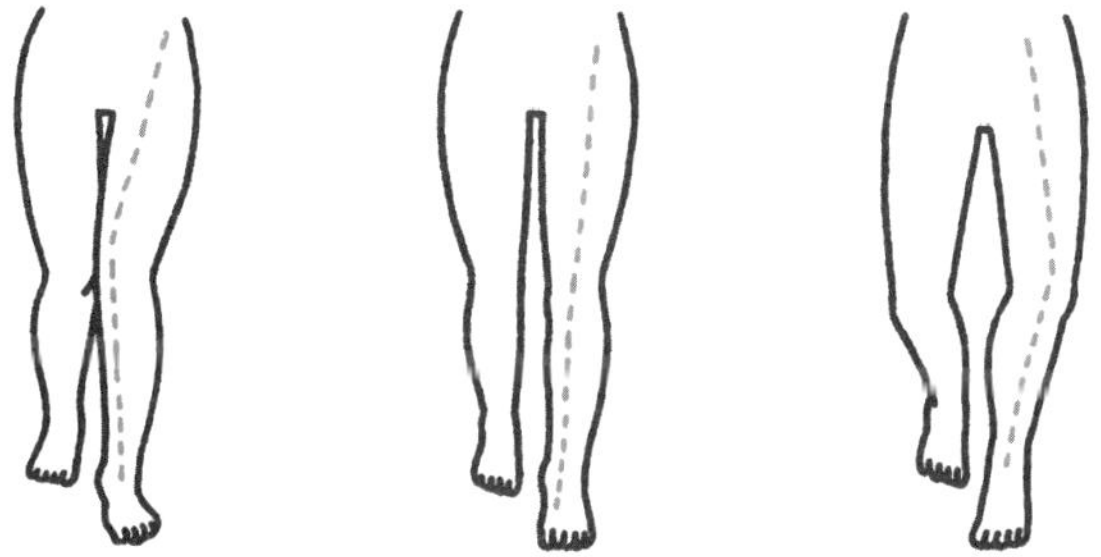

ひざが内向き・つま先が外向き、ひざが外向き・つま先が内向きなど、ひざとつま先の方向がそろわないと不調が出やすい。

くと足の縦アーチがつぶれて外反扁平足になってしまいます。

反対にひざが外向きでつま先が内向きの方は、足の内側では関節が圧迫されて変形性膝関節症が、足の外側では筋肉や腱がのびて足首の外側のねんざやアキレス腱《けん》の外側の炎症が起こりやすくなります。

また、足を内側に巻き込むようにして最後に足の小指に体重をのせるので内反小趾になりやすい傾向があります。

ひざの向きとつま先の方向に気をつけ、直すように意識することで、さまざまな不調を予防できます。

足のトラブルと起こりやすい体の不調

この本では、「足にトラブルがあると全身に不調が出やすい」とくり返しお伝えしてきました。具体的に、足のトラブルと全身の不調にはどんな関係があるのでしょうか。

足にトラブルがあると、全身に**ひざ痛、腰痛、坐骨神経痛、猫背、肩こり、首こり、転倒しやすい、頭痛、めまい、自律神経系のトラブル、下半身太り、むくみ、冷え、不眠**などの不調が出やすくなります。もちろん、これらは足のトラブルだけが原因で起こるわけではなく、原因はさまざまにあります。ただ、これまでの私の経験から、足のトラブルと全身の不調の関係には、傾向があることを実感しています。

次のページから解説していきますので、気になるトラブルがある人はチェックしてみてください。

グーができない

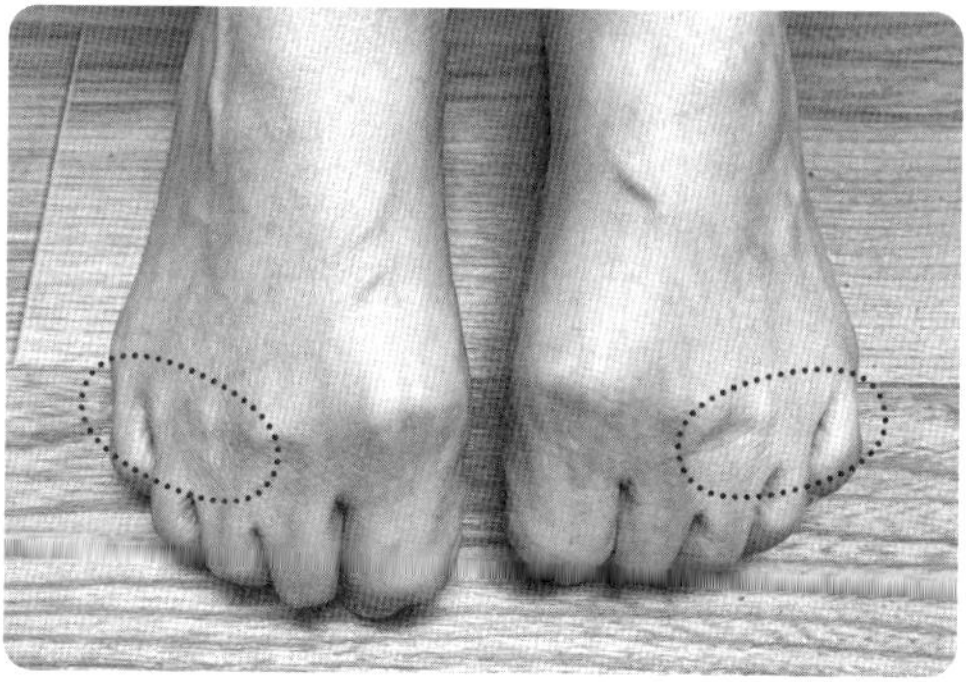

とくに小指側がにぎれない。足先しか曲がっていない。

グーができない

足の指、とくに小指側をにぎれない人が多いです。グーができないと、あらゆる体の不調（ひざ痛、腰痛、坐骨神経痛、猫背、肩こり、首こり、転倒しやすい、頭痛、めまい、自律神経系のトラブル、下半身太り、むくみ、冷え、不眠）につながる可能性があります。足裏の筋肉もおとろえているので、冷えやむくみに注意が必要です。

改善するためには、グーのストレッチ（→52ページ、56ページ）をして握力強化をしましょう。

パーができない

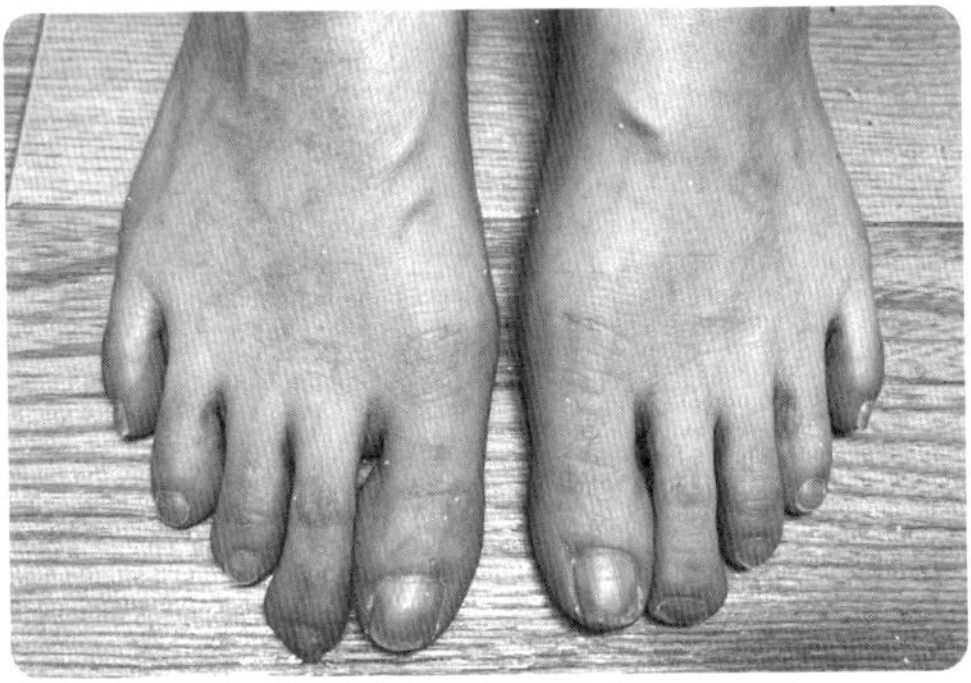

指が開かない。とくに、親指と小指の股が開いていない。

パーができない

　パーができないとあらゆる体の不調の原因になりますが、とくに、指が開かないことで地面との接地面がせまくなるので、足元が安定せず、ふらついたり、転倒しやすい傾向にあります。

　パー（↓55ページ、57ページ）と、親指と小指の股にペンをはさむストレッチ（↓121ページ）の2つを重点的にがんばりましょう。

　また、寒い時期でなければ、小指をはみ出して下駄《げた》をはくのもおすすめです。

⋮親指が上のチョキができない

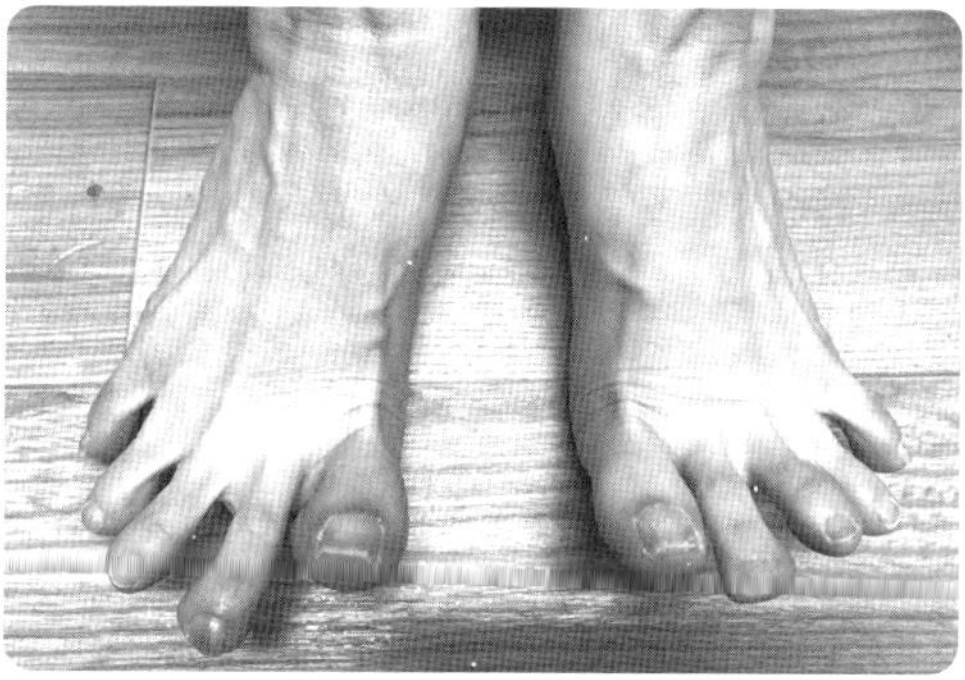

親指を上げるとほかの指も上がってしまう。

親指が上のチョキができない

親指だけを上げるチョキができない方は、とくに転倒しやすい傾向があります。足の指を持ち上げる力が弱いため、ちょっとした段差でつまずきやすくなるからです。

トレーニングとしては、親指を上げるチョキ（↓58ページ）だけでなく、かかと立ち（↓60ページ）も10秒間以上キープできるようにがんばりましょう。

足首を上に曲げ、足指をぐっと持ち上げられるようになれば、段差でつまずきにくくなります。

親指が下のチョキができない

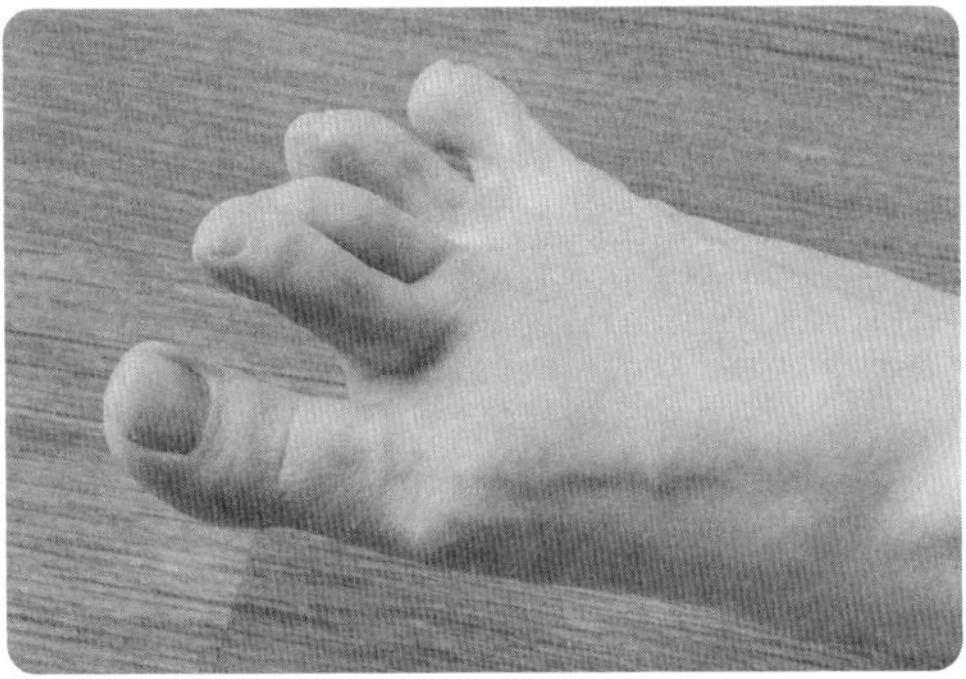

ほかの指と分けて、親指だけを下げることができない。

親指が下のチョキができない

親指が下のチョキができない人は、足指を器用に動かせず、足元が不安定になりやすいです。

また、親指が浮いている方は重心が体の後ろにかかり、猫背になりやすくなります。この場合も、足の指が全体的に上がりづらい傾向があるため、つま先を上げるかかと立ち（↓60ページ）のトレーニングがおすすめです。足指を地面から持ち上げる訓練になります。

外反母趾

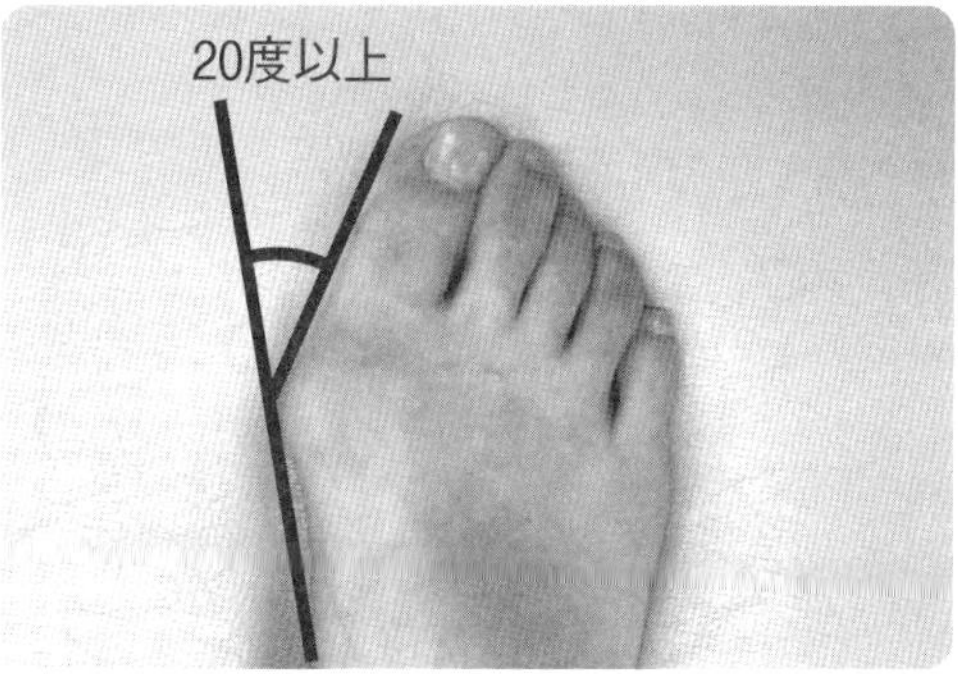

親指が20度以上内側に曲がり、つけ根が出っ張っている。

外反母趾

ひざの関節の内側の痛みや変形性膝関節症、巻きづめになりやすくなります。

足の変形は治りにくいので、今後悪化させないためにも、足指を動かしておきましょう。トレーニングとしてはパー（↓55ページ、57ページ）と親指と小指の股にペンをはさむストレッチ（↓121ページ）を行ってください。ただし、痛みや腫れがある場合は無理をしないようにします。

また、専門の靴屋さんで足にあったインソールをつくることもおすすめします。

内反小趾

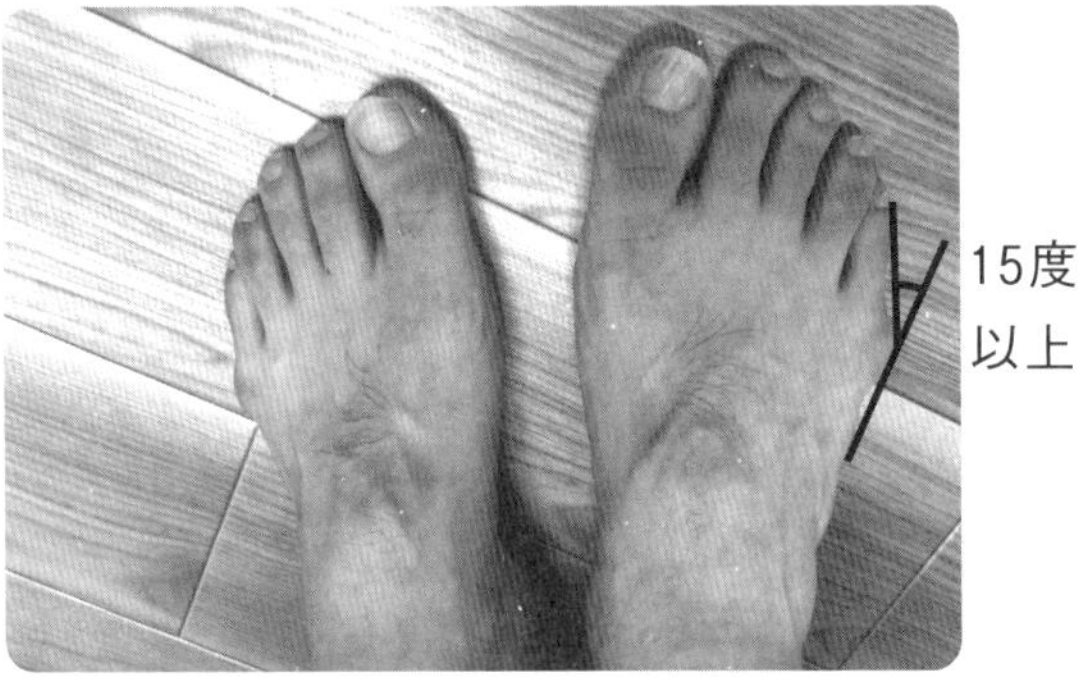

小指が15度以上内側に曲がり、つけ根が出っ張っている。

内反小趾

内反小趾は、外反母趾と同じく変形性膝関節症になるおそれがあります。

トレーニングとしては、パー（↓55ページ、57ページ）と、親指と小指の股にペンをはさむストレッチ（↓121ページ）を行います。内反小趾の方も、痛みや腫れがあったらトレーニングはお休みします。

痛みがなければ、トレーニングをする以外にも、八割《やつわれ》下駄《げた》などを小指をはみ出させてはくのもおすすめです。

外反扁平足

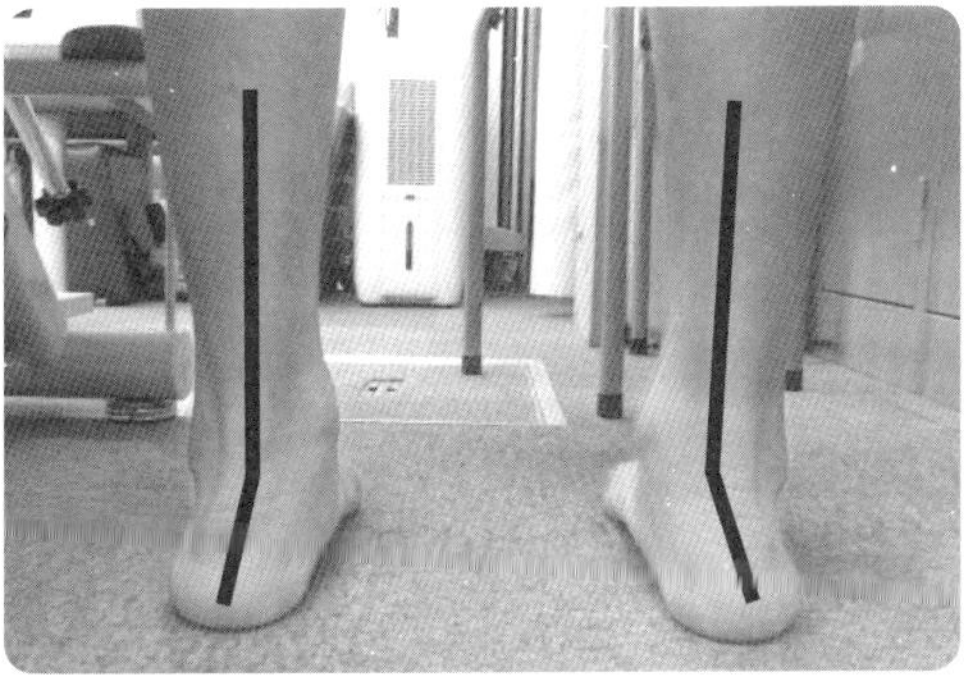

かかとと足首を結んだラインが斜めになっている。

外反扁平足

変形性膝関節症、股関節痛、シンスプリント（すねの内側の炎症）、X脚、ガニ股になりやすい傾向にあります。

改善のためにはグー（↓52ページ、56ページ）と握力強化、つま先立ち（↓62ページ）をがんばりましょう。

自分でトレーニングをするだけではなく、足の治療を得意とする治療院でプロの施術を受けることや、専門の靴屋さんで足にあったインソールをつくることもおすすめします。

浮き指

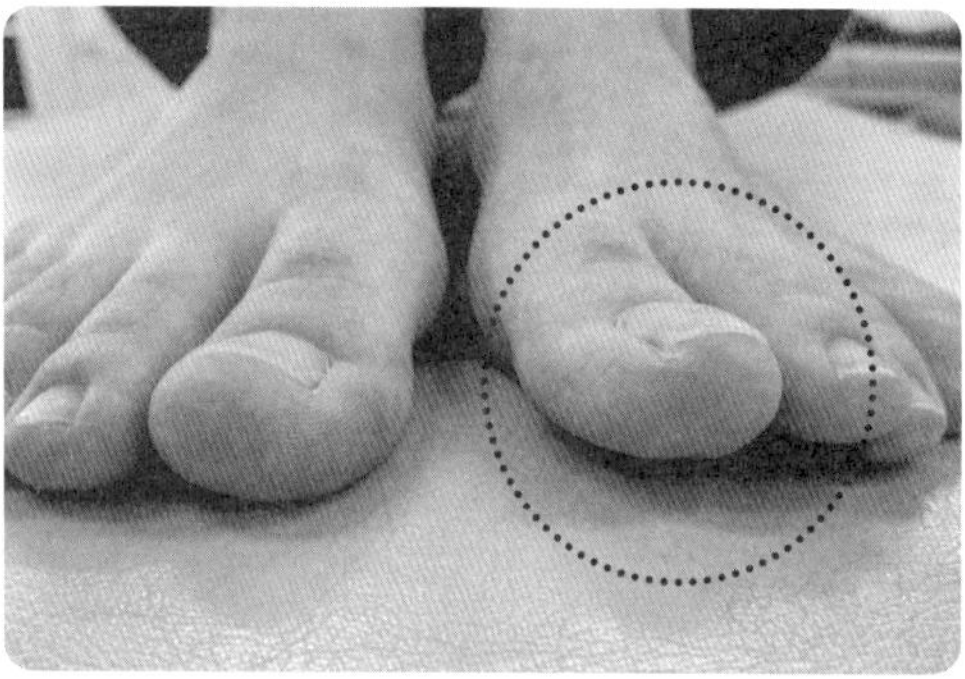

指の腹が浮き上がっていて地面につかない。

浮き指

浮き指になると、重心が体の後ろにいくため、バランスをとるためにひざが曲がり、骨盤後傾、猫背につながります。かかとの痛み、アキレス腱炎、足底筋膜炎、ハンマートゥ（Z字に曲がってかたまった足指のこと）も起こる可能性があります。

上がった足指を曲げるグーのストレッチ（↓52ページ、56ページ）をしましょう。足半《あしなか》（↓127ページ）をはくと、自然と指が曲がるのでおすすめ。ただし、痛みがあるときは無理をしないようにします。

指が横に寝ている

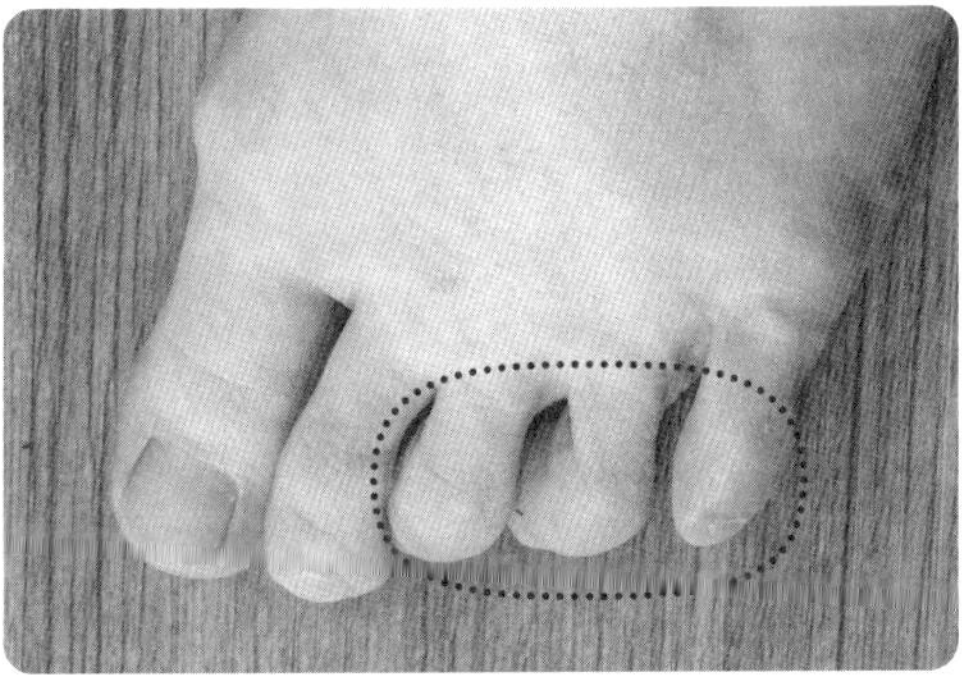

指が横に倒れ、指の腹がきちんと地面についていない。

指が横に寝ている

足の一部に力を入れて足指を巻き込むような歩き方をしていることが原因で、とくに小指側の足指が変形して横に寝てしまいます。

あらゆる体の不調（ひざ痛、腰痛、坐骨神経痛、猫背、首こり、肩こり、転倒しやすい、頭痛、めまい、自律神経系のトラブル、下半身太り、むくみ、冷え、不眠）に結びつきます。

手で寝ている足指を起こし、つめが上向きになった形に整えましょう。

指の重なり

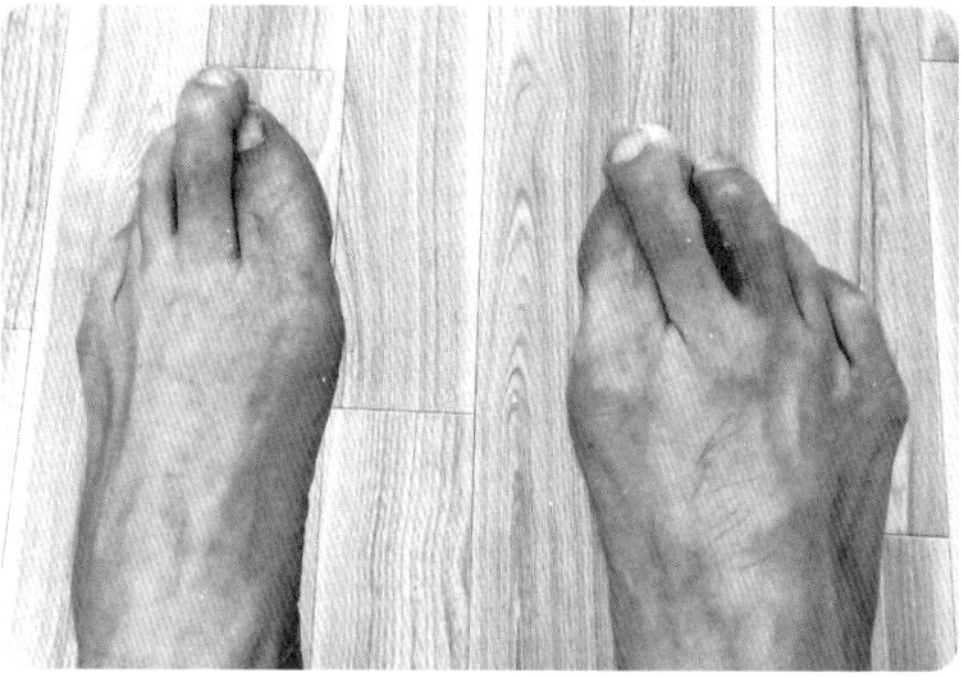

指と指が重なってしまい、地面につかない指がある。

指の重なり

浮いた指が、歩き方の癖や、あわない靴によって向きをねじ曲げられ、指同士が重なった状態です。むくみや冷え、変形性膝関節症が起きたり、転倒しやすくなります。

パー（↓55ページ、57ページ）と、親指と小指の股にペンをはさむストレッチ（↓121ページ）を行います。ただし、痛みがあるときには無理しないでくださいね。

自分でトレーニングをするだけではなく、足の治療を得意とする治療院でプロの施術を受けることをおすすめします。

むくみ

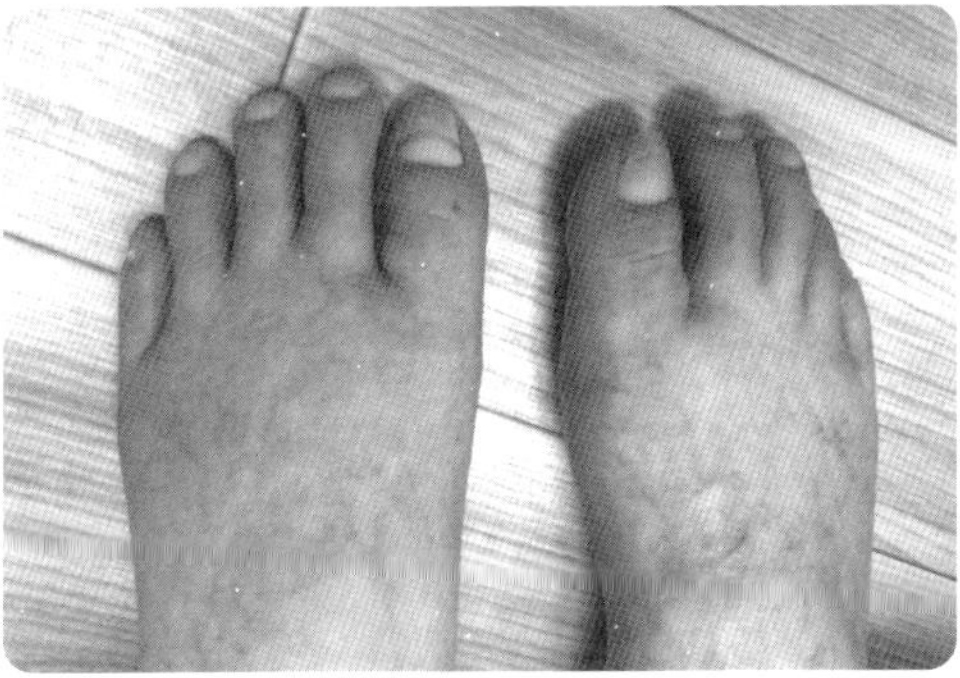

足全体がむくんで、足の甲の筋が見えない。

むくみ

足先の循環が悪く、血行不良から冷え性になりがちです。

トレーニングとしては、グー（↓52ページ、56ページ）やパー（↓55ページ、57ページ）のストレッチ、握力強化、親指と小指の股にペンを挟む（↓121ページ）ことを実践しましょう。日常生活では、体を温めるように心がけながら、白湯《さゆ》や水をたっぷりとるように心がけてください。

急にむくんだときやむくみがひどい場合は、すぐに医師の診察を受けましょう。

巻きづめ

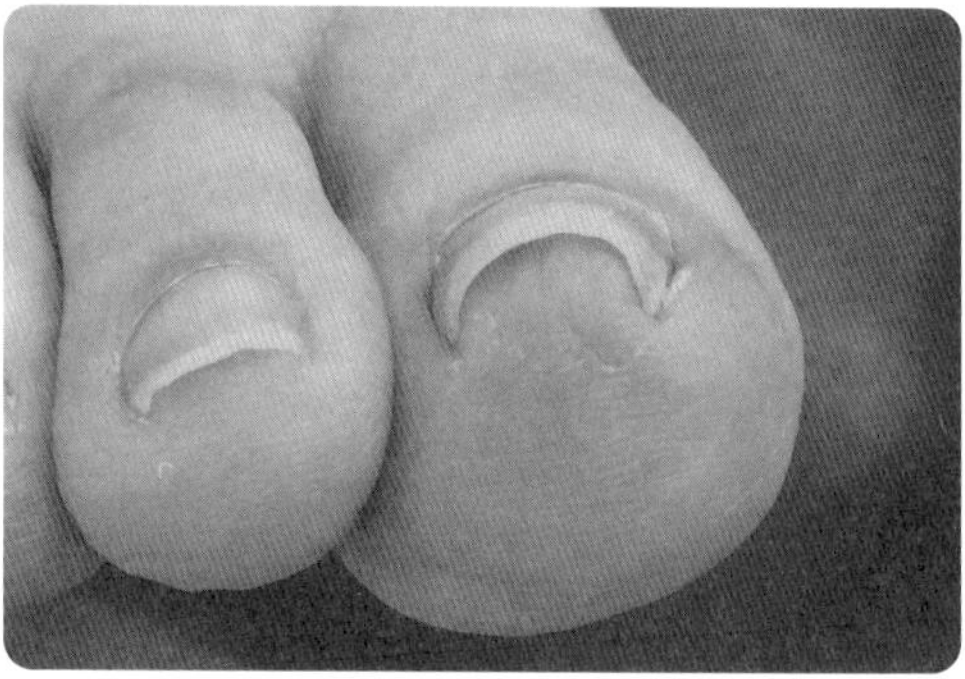

つめの端が、指の肉を巻きこむように丸まっている。

巻きづめ

親指のつめにできやすく、親指に体重をかけられないためか、坐骨神経痛が起こりやすい傾向にあります。グーのストレッチ（↓52ページ、56ページ）と握力強化、つま先立ち（↓62ページ）をがんばりましょう。

日常生活で、鼻緒のあるサンダルをはくことや、つめを正しく切ること（↓138ページ）を心がけるとよいでしょう。ただし、症状の進み具合によっては外科手術や矯正が必要になるため、一度、専門の病院を受診することをおすすめします。

小指のつめが小さい

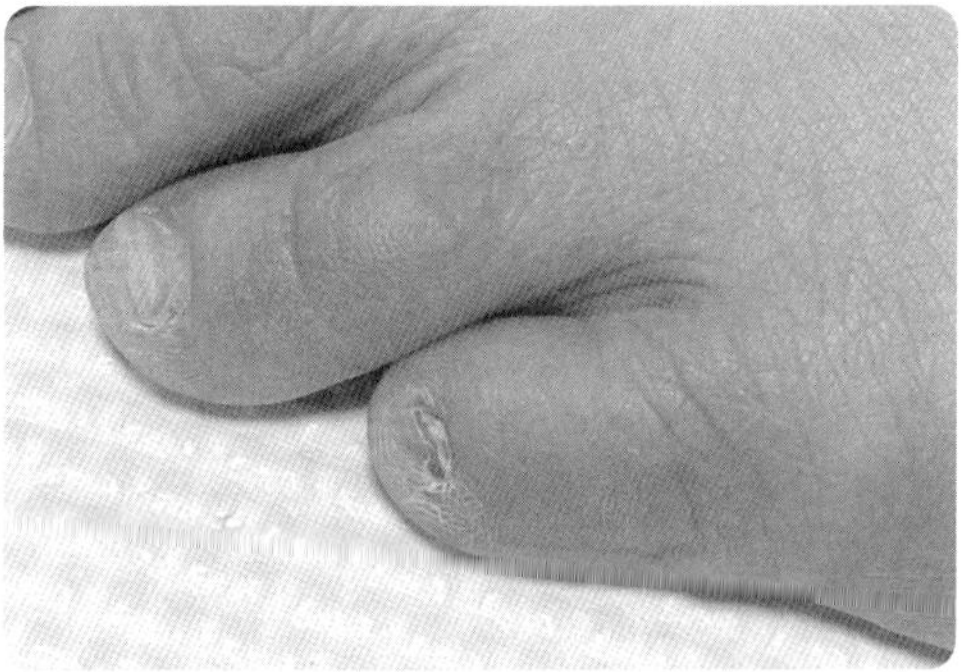

小指のつめが小さい、薄くてはがれやすい、変色している。

小指のつめが小さい

小指のつめが小さいということは、足指の毛細血管が退化して、血行不良が起きているということです。そのため、むくみや冷え性になりやすい傾向があります。

とくに小指を刺激することが大事なので、足づかみセラピーのトレーニングを全体的に行いながら、意識して小指に触れたり、回したりするようにしてみてください。続けていくうちに、足指の血流が増えて毛細血管も増え、つめも厚く、大きく、強いものに育っていきます。

倉 幹男（くら・みきお）

日本足づかみ協会代表、日本初の足づかみマスター。愛知県名古屋市の幹整体院・鍼灸院（みき接骨院）代表。愛知教育大学卒。柔道整復師。これまで、のべ23万人の体と4万本以上の足の指をみてきた。

サッカー少年だったがねんざなどケガに悩まされ、小学生の頃から接骨院の常連に。19歳で椎間板ヘルニアの手術を受ける。1000回近くあらゆる接骨院や整形外科を受診したもののケガをくり返す。だれも正しい予防法やセルフケアを教えてくれないことに疑問を持ち、自ら治療家になる。複数の治療院で学んだのち、2006年に自身の治療院を開院。アライメント調整、連動操体法、古武術、バランストレーニング、運動生理学など幅広い知識と技術を用いて施術を行っている。

豊富な施術経験から、ひざ痛、腰痛などさまざまな不調の原因が「足指」にあることを発見。独自の理論をもとに考案した足のエクササイズ「足づかみセラピー」は、足だけでなく全身の痛みや不調がなくなると人気。「世界中の人に足指の大切さを伝える」ことを目指し、「足づかみセラピー」の養成講座、講演会なども行っている。

幹整体院・鍼灸院（みき接骨院）（名古屋市緑区）　https://miki-bs.com/

日本足づかみ協会
全国に80以上の足づかみセラピストのいる治療院があります。
お近くの治療院はこちらをご覧ください。
http://kenkou-school.com/

協力（敬称略）
- **高原信二**（理学療法士、大阪市浪速区・きっと整体院院長）　https://kit-seitaiin.com/
- **木村雅弘**（名古屋市天白区・01木村治療室室長）　https://www.01training.info/
- **フットマインド**（名古屋市中区）　https://footmind.co.jp/
- **星叶研究会**
- **石井慎哉**（株式会社ゴラッソ代表取締役）
- **竹内康之**（愛知県知立市・ハート接骨院代表）

【痛み 疲れ しびれ解消】
足の小指を動かせば一生歩ける

著　者　倉 幹男
発行者　池田士文
印刷所　萩原印刷株式会社
製本所　萩原印刷株式会社
発行所　株式会社池田書店
〒162-0851 東京都新宿区弁天町43番地
電話03-3267-6821（代）／振替00120-9-60072

乱丁・落丁はおとりかえいたします。

ISBN 978-4-262-12367-7

21009007